MRI Made Easy (for Beginners)
Second Edition

磁共振一点通

第 2 版

〔加〕戈文德 ·B. 查夫汗　编著

张雪宁　主译

U0388861

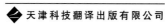

天津出版传媒集团

天津科技翻译出版有限公司

著作权合同登记号：图字：02 - 2014 - 155

图书在版编目（CIP）数据

磁共振一点通/（加）查夫汗（Chavhan, G. B.）编著；张雪宁等译.
天津：天津科技翻译出版有限公司，2016.2
书名原文：MRI Made Easy（for Beginners）
ISBN 978 - 7 - 5433 - 3586 - 8

Ⅰ.①磁… Ⅱ.①查… ②张… Ⅲ.①核磁共振成像 Ⅳ.①R445.2

中国版本图书馆 CIP 数据核字（2015）第 313200 号

授权单位：Jaypee Brothers Medical Publishers（P）Ltd.
出　　版：天津科技翻译出版有限公司
出 版 人：刘 庆
地　　址：天津市南开区白堤路 244 号
邮政编码：300192
电　　话：022 - 87894896
传　　真：022 - 87895650
网　　址：www.tsttpc.com
印　　刷：高教社（天津）印务有限公司
发　　行：全国新华书店
版本记录：787 × 1092　32 开本　8.25 印张　70 千字
　　　　　2016 年 2 月第 1 版　2016 年 2 月第 1 次印刷
　　　　　定价：35.00 元

（如有印装问题，可与出版社调换）

译者名单

主　译　张雪宁

译　者（按姓氏汉语拼音排序）

郭　琪　贾荣荣　李彤巍

彭　景　吴梦琳　张　骐

张恩龙　赵　阳

译者前言

医学影像学是医学领域发展最快的学科之一,其中MRI更新迅速,所涉及的相关学科众多。目前,MRI能够对人体解剖结构、组织结构、形态学信息、生理生化及功能方面提供大量有效的信息,因而在临床医疗方面具有颇为广泛的应用。这本精致简明的口袋书——《磁共振一点通》可满足国内放射科医技人员、临床医生掌握MRI的原理、技术及最新发展的需求。

本书内容分为基础和拓展两部分,阐述了MRI的基本原理及系统设备、序列及伪影,以及MRI的高级应用,同时辅以大量精美图片进行生动讲解。与相关图书相比,该书的主要特点是语言更为简明、精确,使读者更容易理解及记忆,相应的图片更使人印象深刻。

孤雁难飞,孤掌难鸣。本书的引进、翻译、校对,直至出版,凝结了许多人的心血,在此对他们的付出表示衷心的感谢!

希望这本书能帮您了解MRI的原理、技术,并且在临床应用方面助您一臂之力!

由于译者水平有限,时间仓促,本书的翻译难免存在不足和瑕疵,期望得到大家的批评与指正!

张雪宁

2015 年 11 月

第2版前言

　　磁共振领域在本书两版之间的时间里发生了很多变化。3T 磁共振在临床工作中的应用更加广泛。磁共振新技术已经在患者的评估管理中发挥作用,如 SWI、磁共振小肠造影和磁共振泌尿造影。肾源性系统性纤维化的出现改变了对比剂的管理应用方式。《磁共振一点通》第 2 版仍采用简单浅显的语言来概括 MRI 的基础知识。本书编写注重初学者学习 MR 的需求,特别是放射科住院医生。与第 1 版相同,我们简化学科难度,省略了许多复杂问题,因此本书提供的信息并不完全代表这一学科,而只是为想要进一步研究此领域的人提供向导。

　　本书共分为两部分,第一部分讨论 MR 的基本原理及系统设备、序列和伪影。同时也讨论了 MR 基本原则的解释。本部分新增了扫描参数和附加技术这一章节,第 7 章序列的临床应用中修订的内容包括何时以及为何使用一种序列,而不仅仅列出了每个序列的临床应用范围。第二部分是 MRI 的高级应用,增加了 3T MRI 一章,并在其他检查技术的章节中讨论了一些新序列的应用。

　　望阅读愉快!

Govind B. Chavhan

第1版前言

放射学是发展最快的医学学科分支之一，它正逐步实现从评估解剖结构、组织结构、形态学信息转变到评估生理结构、功能、组织诊断和生化信息。MR在放射学的飞速发展中起到了关键作用。近20年来没有任何一种检查方法像MR一样进展得如此之快。MR作为很有说服力的检查方式，能够在很多情况下给出全身各系统最终诊断结果。

这本工具书简单地介绍了MR的概况及基本原理，能够满足MR初学者的需求，尤其是放射科住院医师。为了简化学科难度，本书省略了很多复杂问题，因此本书并未包含这一学科的所有信息，只是作为想要进一步了解本学科的向导。

本书共分为两部分。第一部分主讲MR的基本原理、系统设备、序列及伪影，同时也讨论了一些MR基本原则的解释。第二部分为MR的最新进展及更高级应用。阅读本书时请牢记以下几点：

• 为了更好地理解，应从第1章开始阅读，然后逐一按章节阅读；

• 本书同时用到了质子、原子核和自旋，三者意义相同，因此切勿产生疑惑；

• 为了更快理解序列，常规序列的名称列在本书的辅文部分。

Govind B. Chavhan

致　谢

《磁共振一点通》第 1 版的编写是受到了我的偶像 Bhavin Jankharia 博士和 Meher Ursekar 博士所做的高质量放射科工作的激励。第 2 版仍有反映他们工作和教学的内容。我对他们一直以来的支持和爱表示由衷的感谢。本版保留了第 1 版中大多数图像,其由 Jankharia 提供,完成于印度马哈拉施特拉邦的孟买。

我很幸运,因为在我事业的每一步都遇到非常优秀的老师和导师。首先是在印度马哈拉施特拉邦孟买的爱德华国王纪念(KEM)医院的 Ravi 先生,他为我灌输能力、信心和关怀患者的价值观念。随后是在 Jankharia 博士和 Ursekar 博士的指导下学习 MRI。现今在加拿大多伦多的工作中, Manu Shroff 博士和 Paul Babyn 博士是我的支柱和向导。对 Babyn 博士在儿科体部 MRI 中给予的指导我表示衷心感谢。

感谢加拿大多伦多儿童医院同部门的同事,以及由 Albert Aziza 领导的磁共振事业部的大力支持。感谢调研部经理 Wendy Doda 为本书新图片获得批准所给予的帮助。

借此机会,感谢所有在亚马逊网站上对本书第 1 版给出评论、批评和建议的读者们,你们为第 2 版的改进提供了很大的帮助。

衷心感谢印度新德里 M/s Jaypee Brothers 医学出版公司的 Shri Jitendar P Vij(主席)、Ankit Vij 先生(总

经理）和 Tarun Duneja 先生（出版总监）为本书的出版所做出的贡献。

最后感谢我的夫人 Barakha 和两个儿子（Yash 和 Raj），感谢他们给予的支持和陪伴。

常用词缩写

ADC	模拟数字转换器
CEMRA	对比增强磁共振血管造影
FOV	视野
FT	傅里叶转换
GMR	梯度磁矩相位重聚
GRE	梯度回波
IR	反转恢复
LM	纵向磁化
MTC	磁化传递对比成像
NEX	激励次数
NMV	净磁化矢量
PD	质子密度
RF	射频
SAR	比吸收率
SE	自旋回波
SNR	信号噪声比
TE	回波时间
TI	反转时间
TM	横向磁化
TR	重复时间
VENC	速度编码

序列名称

	序列	西门子 *	GE*	飞利浦 *
1.	自旋回波序列			
	传统 SE(90° -180° 射频脉冲)	SE	SE	SE
	双回波 SE(90° 后跟随两个 180° 射频脉冲)	PD/T2	PD/T2	PD/T2
	多回波 SE(90° 后跟随多个 180° 射频脉冲)	Turbo SE	Fast SE	Turbo SE
	多回波 SE 后 90° 反转 - 后退脉冲	RESTORE	FRFSE	DRIVE
	单次激发多回波 SE(多个 SE 与半数 K 空间填充)	HASTE	Single Shot FSE	Ultrafast SE
	放射状 K 空间填充	BLADE	PROPELLER	MultiVane
2.	梯度回波序列			
	(1) 非相干性扰相 TM	FLASH	SPGR	T1-FFE
	3D 视野	3D FLASH VIBE	LAVA FAME	THRIVE
	(2) 相干 / 重聚相位 TM			
	A. 激励后重聚焦(采集 FID)	FISP	GRASS	FFE
	B. 激励前重聚焦(采集自旋回波)	PSIF	SSFP	T2-FFE
	C. 完全重聚焦(采集 FID 和自旋回波)	True FISP	FIESTA	平衡 - FFE

	序列	西门子 *	GE*	飞利浦 *
3.	反转恢复序列 短 TI（80~150ms），如 STIR 等 TI（300~1200ms），如 MPRAGE 长 TI（1500~2500ms），如 FLAIR			
4.	混合型			
	SE 与 GRE 的结合	TGSE	GRASE	GRASE
5.	EPI 　单次激发 　多次激发 - 分割			

*序列术语摘自以下文献：

1.Nitz WR Imaging:Acronyms and clinical applications.Eur Radiol.1999;9:979-997.

2.Brown MA,Semelka RC.MR Imaging Abbreviations,Definitions,and Descriptions:A Review.Radiology 1999;213:647-662.

目　录

第一部分

第二部分

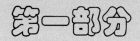

第 **1** 章

基本原理

获得磁共振图像的四个基本步骤:

1.将患者置于磁体内;

2.线圈发送射频脉冲;

3.线圈接受患者的信号;

4.通过计算机复杂的程序将信号转换成图像。

现在让我们从分子水平进一步了解这些步骤。目前磁共振成像基于质子成像,质子是每个原子的原子核中带正电荷的微粒。由于氢离子(H^+)只有一种微粒,即质子,H^+就相当于质子。临床磁共振成像的大多数信号都来自于大部分由氢原子构成的水分子。

质子在磁共振成像中的作用

质子带正电荷,其旋转运动称自旋。任何运动的电荷都会产生电流,每个电流周围都有一个小磁场,因此每一个自旋质子的周围都有小磁场环绕,又称磁偶极距。

正常情况下位于磁场外的人体中的质子以任意方向随机运动。当施加外磁场时,即患者位于磁体内时,这些随机运动的质子会排成一列（磁矩排列），并且以外磁场的方向进行自旋。一些质子与外磁场同向平行，一些反向平行。当质子沿着外磁场的方向排列时，不仅围绕自身旋转（称为自旋），而且质子旋转运动的轴线可以形成一个"圆锥体"，质子这样的运动称为进动（图1.1）。

每个质子每秒进动数称为进动频率，单位是Hz。进动频率与外部磁场强度成正比，外部磁场越强，进动频率越高，拉莫尔方程可以解释这一关系：

Wo= γ Bo

其中，Wo= 进动频率（Hz）

Bo= 外部磁场的强度（Tesla）

γ = 旋磁比，每种原子核都有独特的旋磁比

氢质子在 1T、1.5T 和 3T 场强中的进动频率分别约为 42Hz、64Hz 和 128Hz。

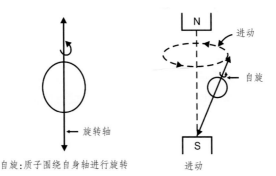

自旋：质子围绕自身轴进行旋转

图 1.1　自旋和进动。 自旋是质子围绕自身轴旋转；进动是在外部磁场的作用下，自身轴围绕主磁场旋转，形成"圆锥体"样的运动。

纵向磁化

接下来我们进一步学习当质子在外磁场的作用下排成一列时发生了何种改变。空间方向包括 X、Y、Z 轴,外磁场方向为 Z 轴。通常来讲,Z 轴是人的长轴,同时也是磁体孔径的方向。质子平行或反向平行于外磁场,即沿着 Z 轴的阳极和阴极排列。处于阳极和阴极的质子间作用力可以相互抵消,但是相对于阴极,总是有更多的质子在阳极自旋运动或平行于 Z 轴,因此质子间作用力相互抵消之后仍有一些质子在阳极维持原力,这些质子力叠加形成一个沿着 Z 轴的矢量,称为纵向磁化(LM)(图 1.2)。

因此纵向磁化矢量沿着外磁场形成,不能直接测量,若要测量需转为横向。

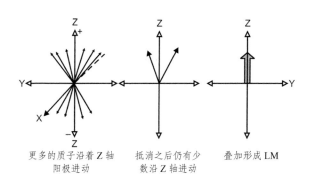

图 1.2 纵向磁化。

横向磁化

　　如前所述,当患者位于磁体中,纵向磁化矢量沿着Z轴形成,那么下一步就是发射射频(RF)脉冲。处于进动的质子会从射频脉冲获得部分能量,其中一些质子跃迁到更高能级,并开始反向平行进动(沿Z轴阴极),这样的不平衡导致磁化量向横向平面(X-Y)倾斜,称为横向磁化(TM)(图1.3)。简而言之,射频脉冲引起磁化量向横向平面倾斜。

　　为使质子和射频脉冲之间发生能量交换,质子进动频率应当同射频脉冲频率相同。当射频脉冲和质子处于同一频率时,质子可以从射频脉冲获取能量,这种现象称为"共振"——磁共振成像中的"共振"。

　　射频脉冲不仅能使质子跃迁到更高能级,而且能让质子一致、同时相或同步进动。

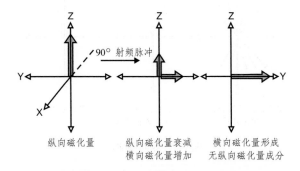

纵向磁化量　　　纵向磁化量衰减　　横向磁化量形成
　　　　　　　横向磁化量增加　　无纵向磁化量成分

图1.3　横向磁化。90°射频脉冲使磁化量翻转到横断面。

MR 信号

横向磁化矢量有进动频率,在横断面上以拉莫尔频率恒定旋转,与此同时产生电流。接收射频线圈接收该电流为 MR 信号(图 1.4)。信号强度与横向磁化量的量级大小成正比。MR 信号经计算机通过数学算法转换成 MR 图像,如傅里叶转换。

复习

磁共振成像的基本步骤:

1. 将患者置于磁体内——患者体内所有随机运动的质子排列成行,沿外磁场方向进动,沿 Z 轴形成纵向磁化量。

2. 发送射频脉冲——质子从射频脉冲获得能量而

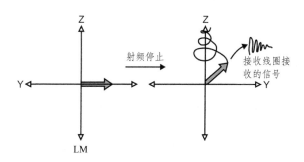

图 1.4　MR 信号。由于质子失相位,横向磁化矢量形成后其量级立刻开始减少。LM 量级开始逐渐增加。净磁化矢量(NMV)由上述两种磁化矢量逐渐从横向 X-Y 平面运动到垂直的 Z 轴(LM 和 TM)叠加形成。只要净磁化矢量在横断面形成,接收线圈内就可以产生电流,电流可由线圈接收为 MR 信号。

跃迁至更高能级,并以同时相进动,导致纵向磁化量减少,并形成 X-Y 平面的横向磁化量。

3. 接收磁共振信号——横向磁化矢量在横断面进动并产生电流,电流由射频线圈接收。

4. 形成图像——由线圈接收的 MR 信号经计算机复杂的数学计算(如傅里叶转换)而转化成图像。

信号定位

在主磁场中,沿 X、Y、Z 三轴添加另外三个磁场,以定位来自身体的信号。这些磁场在不同的位置有不同的场强,因此这些磁场称为"梯度磁场"或"梯度"。产生梯度磁场的线圈称为梯度线圈。

三个梯度分别为:

1. 层面选择梯度;

2. 相位编码梯度;

3. 频率编码(读出)梯度。

层面选择梯度

层面选择梯度的磁场强度从尾端到另一端逐渐增加(图 1.5),这取决于每一层的位置。射频脉冲带宽可确定层厚。带宽是频率的范围,带宽越大,层厚越大。

相位编码和频率编码梯度

这两个梯度用于定位每一层信号来源的点,两者相互垂直,并同时与层面选择梯度相互垂直(图 1.6)。

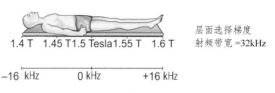

层面选择梯度
射频带宽=32kHz

−16 kHz   0 kHz   +16 kHz

图 1.5 层面选择梯度磁场。

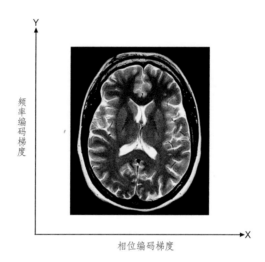

Y

频率编码梯度

相位编码梯度   X

图 1.6 频率和相位编码磁场。

尤其对于横向或轴向为如下所示的轴线,无论 X 轴和 Y 轴怎样变化都可以运用梯度磁场。

1.Z 轴——层面选择梯度

2.Y 轴——频率编码梯度

3.X 轴——相位编码梯度

常规序列的层面选择梯度磁场在发出射频脉冲时即开始,层面选择梯度磁场后发射短时间的相位编码梯度,频率编码或读出梯度在最后信号接收时启动。

　　将三个轴的信息发送至计算机而得到来自每层特定点的信号。

为什么只有氢质子能用于成像

　　其他物质也可用于磁共振成像,但要求它们的细胞核可以自旋,并且核内质子数为奇数。因此理论上,^{13}C、^{19}F、^{23}Na 和 ^{31}P 都可用于磁共振成像。

　　氢原子只有一个质子,因此氢离子相当于一个质子。人体内水分中含有足够的氢离子,因此氢离子是所有原子核中信号最好、最强的。

T1、T2 弛豫和 图像加权

弛豫表示被射频激励扰乱的质子恢复平衡的过程。质子弛豫时间如 T1 和 T2 及组织的质子数量(质子密度)是 MR 对比主要的决定性因素。

如前所述,射频脉冲引起磁化量向横断面倾斜,并以拉莫尔频率旋转。本章讨论此后发生的过程和它们在图像对比中的含义。

射频脉冲停止后会发生什么

射频脉冲停止后,LM 开始沿 Z 轴增加,横断面的 TM 开始减少。LM 恢复的过程称为纵向弛豫,TM 量级减少的过程称为横向弛豫。

纵向磁化量和横向磁化量(LM 和 TM)可以用单一向量表示,表示二者之和,称为净磁化矢量(NMV),介于 TM 和 LM 之间。如果横断面无磁化量,LM 则为 NMV;同样若无 LM,TM 则为 NMV。

纵向弛豫

　　射频脉冲停止后,自旋的质子开始失去能量,低能级质子趋向沿 Z 轴排列。由于越来越多的质子沿 Z 轴阳极排列,因此 LM 量级逐渐增加(恢复)(图 2.1)。质子释放的能量转移到周围(晶体点阵分子),因此纵向弛豫也称为自旋‐晶格弛豫。能量转移包括源于周围毗邻质子和电子的小磁场波动的偶极‐偶极相互作用。由于会发生能量转移,在拉莫尔频率下发生波动是必然的。

　　射频脉冲停止后 LM 恢复到原始值所用的时间称纵向弛豫时间或 T1。

横向弛豫

　　横向磁化量表示以相同频率进动时的质子磁力,越多的质子以同频率(同相位)进动,TM 越强。这些质子常处于稳态或缓慢波动的局部磁场。因此,一旦射频脉

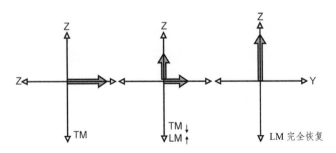

图 2.1　纵向弛豫。

冲关闭,这些质子立即开始失相位。质子的相位离散(失相位)导致 TM 量级逐渐衰减,称为横向弛豫(图2.2)。由于失相位与邻近(质子)自旋产生的静电场或缓慢波动固有磁场有关,横向弛豫也称作自旋 – 自旋弛豫。

　　TM 减少到其原始值的时间为横向弛豫时间或T2。

　　即使纵向弛豫和横向弛豫是同一过程的组成部分,但由于其产生机制不同,其过程是不同的。

T1

　　T1 是射频脉冲停止后 LM 恢复的时间,这虽不是一个准确的时间,但是一“常量”。T1 是 LM 恢复到其

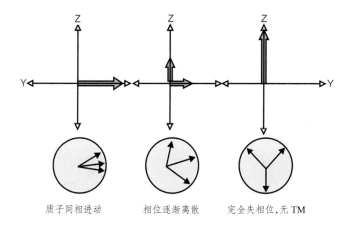

图 2.2　横向弛豫。

原始值 63% 的时间。随时间变化 LM 逐渐恢复的曲线
为 T1 曲线（图 2.3）。1/T1 是纵向弛豫率。

T1 取决于组织成分、结构和周围物质。如果周围
物质存在磁场并以拉莫尔频率波动,质子可直接迅速地
将能量转移到周围。处于这样环境或化学环境的质子
T1 值短。由于水分子运动快,水分子中的质子需花更
长时间进行能量转移,因此水的 T1 值长。另一方面,脂
肪酸波动磁场的频率与拉莫尔频率接近。脂肪的质子
可快速地将能量转移到周围,因此脂肪组织为短 T1。

T1 随着外磁场磁力的增加而增加,同一组织的 T1
在 3T 较 1.5T 时更长。

T2

T2 是 TM 消失所需的时间。与 T1 相同,它也是一
个"常量",而不是一个确切时间,为 TM 衰减到其最大
值的 37% 所需的时间。随时间减少的 TM 量级的曲线
称为 T2 曲线（图 2.3）。1/T2 是横向弛豫率。

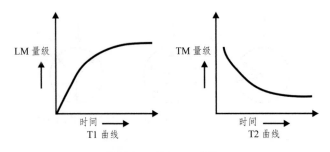

图 2.3 T1 和 T2 曲线。

　　T2 依赖于组织内局部磁场的不均匀性。水分子运动快,其磁场波动快,波动的磁场会相互抵消。因此在这样的组织内,磁场强度没有很大差别。由于缺乏许多不均匀性的质子长期同相位,使水有长 T2 信号。

　　若液体不纯或组织中含有更大的分子,这些分子将以更低的速率运动。如此一来便维持了组织内固有磁场的不均匀性,其结果是质子相位极快地离散。因此不纯的液体或有更大分子的组织有短 T2,脂肪就是短 T2。

T2*(T2 星)

　　除了组织固有磁场的不均匀性导致自旋－自旋弛豫,外磁场(B0)的不均匀性也可引起 TM 衰退。由自旋－自旋弛豫和外磁场不均匀性共同引起的 TM 衰退称为 T2* 弛豫。自旋回波序列中的 180°射频脉冲可以消除外磁场不均匀性引起的相位差效应。T2* 弛豫见于梯度回波序列,因为此序列中无 180°射频脉冲。T2* 比 T2 短(图 2.4),它们的关系可以表达如下:

　　$1/T2* = 1/T2 + \gamma \triangle B_{inhom}$

　　其中,γ = 回旋比

　　$\triangle B_{inhom}$ = 磁场非均匀性

TR 和 TE

　　典型的自旋回波序列包括 90°脉冲及随后的 180°脉冲,180°脉冲后接收信号(回波)(图 2.5)。

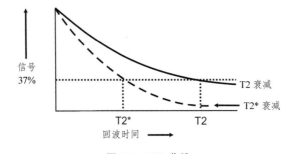

图 2.4 T2* 曲线。

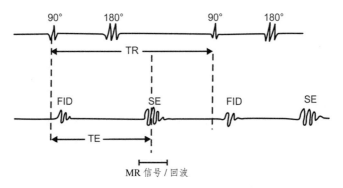

图 2.5 自旋回波(SE)序列。90°，90°射频脉冲；180°，180°射频脉冲；FID，自由衰减信号；SE，自旋回波；TE，回波时间；TR，重复时间。

重复时间（TR）是一个射频脉冲起始至发射下一个射频脉冲的间隔时间。对于自旋回波序列，TR 是发射两次 90°脉冲之间的间隔时间。

回波时间（TE）是射频脉冲开始至信号（回波）接收之间的间隔时间。

短 TR 和短 TE 获得 T1 加权图像。

长 TR 和长 TE 获得 T2 加权图像。

长 TR 和短 TE 获得质子密度图像。

TR 永远长于 TE。典型的长和短的 TR/TE 值如表 2.1 所示。

表 2.1　典型的 TR 和 TE 值（ms）

	自旋回波序列	梯度回波序列
短 TR	300~800	<50
长 TR	>2000	>100
短 TE	10~25	1~5
长 TE	>60	>10

TI

TI 为反转时间。在反转恢复序列中是反转 180° 脉冲至 90° 脉冲之间的时间。TI 决定了反转恢复序列的图像对比度。

T1 加权成像

LM 量级直接影响 MR 信号强度。90° 射频脉冲使 LM 倾斜的程度越大，TM 量级越大，图像信号越强。射频脉冲停止后，短 T1 组织在短时间内恢复到最大 LM 值，发送下一个射频脉冲时 TM 和总信号会更强。因此短 T1 物质在 T1 加权图像上更亮。

如何获得 T1 加权成像

获得 T1 加权图像要使用短 TR（图 2.6）。若 TR 延长，长 T1 组织随着下一个射频脉冲也会恢复到最大 LM 而得到更强的信号，因此有不同 T1 组织的信号强度间则无显著差异。只有在短 TR 时，短 T1 组织才会出现高信号强度。T1 加权图像上组织信号强度的差异源于它们之间不同的 T1。

T2 加权成像

TM 形成后，瞬时达到最大量级并产生最强信号。随后由于相位离散，TM 量级开始降低，接收信号强度逐渐减少。不同组织的 T2 时间不同，在这段时间内

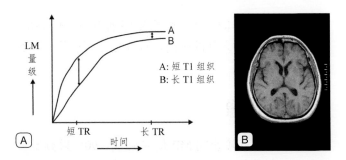

图 2.6　T1 加权成像。（A）相对较长 TR 而言，短 TR 的 A 组织（短 T1）的 LM 和 B 组织（长 T1）之间的差异更大，因而短 TR 时 A 和 B 的信号强度（对比度）差异更大，组织中不同的 T1 使短 TR 图像有对比度，因而产生 T1 加权成像。（B）脑部轴位 T1 加权图像：脑脊液为黑色，脑白质比灰质更亮，颅骨脂肪由于短 T1 而呈高信号。

TM 仍然很强,足以在接收线圈内产生有用的信号。长 T2 组织或物质,如水,会在更长的时间内保持自身信号。停止射频脉冲后短 T2 组织会更早地丢失信号。

如何得到 T2 加权图像

维持更长的 TE 可得到 T2 加权图像。短 TE 时,长 T2 和短 T2 组织信号均强。因此在短 TR 时间获得的图像上,长 T2 和短 T2 组织没有显著的信号强度差异。长 TE 时,只有长 T2 组织会有强信号,同时会显示出长 T2 和短 T2 组织间信号差异的显著性(图 2.7)。因此长 TE 可获得 T2 加权成像,组织本身的 T2 决定了组织间的信号差异(对比度)。长 T2 组织在 T2 加权成像中会亮。促使 T2 加权成像的长 TR 可消除 T1 效应。

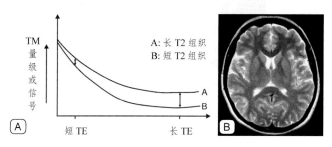

图 2.7　T2 加权成像。(A)B 组织的短 T2 使 TM 量级早期衰减,信号降低。短 TE 时,A 和 B 的量级无显著差别,长 TE 下 A 和 B 之间的信号差异增加,这是因为 B 组织会丢失大量信号而 A 组织仍有信号。由于组织的 T2 不同,使得图像有对比度,这即是 T2 加权成像。(B)脑部轴位 T2 加权图像:脑脊液是亮的,脑白质比灰质更黑。

质子密度(PD)成像

组织中的质子密度决定了 PD 成像的对比度。长 TR 会减少 T1 效应,短 TE 会减少 T2 效应,因此长 TR 和短 TE 可得到质子加权成像(图 2.8)。组织信号强度的差异取决于其拥有的质子数量。

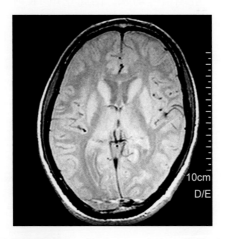

图 2.8　质子密度成像。 长 TR 用于消除 T1 效应,短 TE 消除 T2 效应。

第3章

K空间和扫描参数

本章讨论K空间、图像特征和可根据扫描个体制订以得到理想图像的不同图像参数。

K空间

K空间是假想空间,代表原始数据矩阵。它表示信号接收和转化为图像之间的阶段。数据采集后所有信号以特定方式储存在K空间。K空间的原始数据通过傅里叶转换重建图像。

K空间有两个轴。水平轴表示相位轴,中心位于多条水平线中间。K空间的频率轴直立,与相位轴垂直(图3.1)。

信号以水平线的方式填充K空间,不同相位编码步进的数量决定了填充K空间线的数量。若选择了128个不同的相位编码步进,那么K空间由128条线填充而形成图像。在传统自旋回波成像中,每一个TR填充K空间的一条线。若矩阵尺寸是128×128,那么由

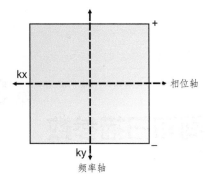

图 3.1　K 空间。

128 个 TR 形成图像。

　　K 空间信号的线样排列不与图像像素的排或列相对应。数据转换成图像是一种复杂变换,K 空间的中央区域表示图像对比,边缘与分辨率和精确细节有关。

　　K 空间可分成两等份——左右或上下完全对称结合,并代表相同的信息。我们可以利用这一点控制 K 空间在更短时间内采样(部分采样)得到相同的图像。快速成像(如单次激发快速自旋回波序列的 HASTE 序列),K 空间仅一多半被填充。超速回波平面成像(EPI)的 K 空间线以单个 TR 填充,因此减少了扫描时间。

扫描参数

　　1. **矩阵**：像素(图像元素)是数字图像的最小单元。矩阵包括像素的排和列(图 3.2)。256×256 矩阵表示图像由 256 排和 256 列像素组成,矩阵越大分辨率越

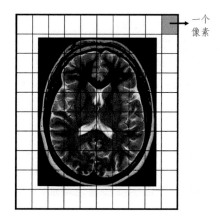

一个
像素

图 3.2　矩阵和 FOV 图解。由粗线勾勒出的网格代表 FOV。它由许多方块组成的排和列构成（每个方块代表一个像素）。所有网格代表矩阵。

好。如果保持视野（FOV）不变而增加矩阵，像素大小将会减小，因此像素越小分辨率越好。矩阵为 512×512 的图像比矩阵为 256×256 的图像具有更高的分辨率，但是增加矩阵尺寸会延长扫描时间，降低信号噪声比（SNR）。

像素有两个维度。如果加上第三维度，图像数据的最小单位称为体素（体积元素）。矩阵尺寸、FOV 和层厚决定了体素体积。

2.FOV：是获得信息和呈现图像的区域，为技师在检查过程中按要求选中的部分，FOV 应该充分覆盖感兴趣区。增加 FOV 可提高 SNR，但分辨率下降。

3. **激励次数（NEX）/平均信号数量（NSA）**：表示形成同一图像需要获取数据的次数。次数越多 SNR 越高,但是扫描时间相应延长。

4. **翻转角度**:翻转角度是指纵向磁化矢量受射频脉冲激发后偏离 Z 轴的角度。翻转角度越小,扫描时间越短,梯度回波(GRE)序列中使用了小翻转角度。翻转角度同时也决定了 GRE 序列的对比度。GRE 序列中增加翻转角度会增加 T1 权重。对于每种序列来说,翻转角度一般是固定的,通常不会在扫描时改变。

5. **带宽**:带宽是频率的范围,减少接收线圈的接收带宽会增加 SNR,但化学位移随之增加,并可以使用最小化 TE。

图像质量的决定因素

信号噪声比:信号噪声比是指图像中有用信号与无用信号(噪声)之比,是决定图像质量最重要的因素之一。高 SNR 的图像颗粒越少,图像细节显示得越好(图3.3)。影响 SNR 的因素有固定的也有可变的。

固定因素包括磁场强度、脉冲序列设计和组织特性。可变因素包括射频线圈、体素大小、NSA、接收带宽和层间干扰。SNR 可通过增加 NSA、FOV、表面和相控阵线圈而提高。

空间分辨率:空间分辨率是识别两个相邻点最小距离的能力,能区别的两点越小分辨率越高。可通过增加矩阵大小来提高空间分辨率。

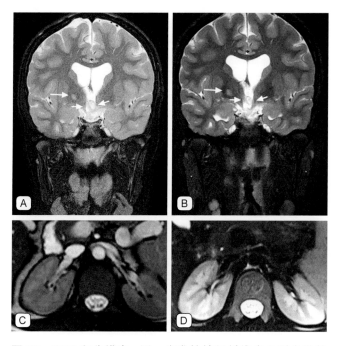

图 3.3　SNR 和分辨率。同一多发性神经纤维瘤 I 型患者的 1.5T(A)和 3T(B)扫描的冠状位 T2 加权图像。如图所示,右侧基底节区(大箭头)可见异常信号以及视神经胶质瘤(小箭头)。与 3T 图像相比, 1.5T 图像颗粒更多,细节显示欠佳,提示 SNR 低。轴位 TruFISP(C)和 T2 加权脂肪抑制(D)显示肾脏图像。与 T2 加权图像相比较而言,TruFISP 图像更锐利且颗粒更少,表示 SNR 高。虽然 TruFISP 图像 SNR 值更高,但图像分辨率较 T2 加权图像差,T2 加权成像能更好地显示皮髓质分布。

　　对比度：图像对比度是邻近结构信号强度的差异,对比度越好,越容易区别邻近组织。组织特定参数可以决定图像对比度,如 T1、T2、质子密度、化学环境、大分

子和水化层。对比噪声比（CNR）是邻近组织间 SNR
的差别。

成像时间：

aT=TR×N*×NEX

其中，aT= 获得时间

TR= 重复时间

N*= 体素数（矩阵）

NEX= 激励次数

扫描注意点

扫描的目的是在短时间内获得高质量图像、合理的
信号噪声比和空间分辨率。因此需平衡相互作用的参
数：SNR、空间分辨率和扫描时间。三个因素对各种扫
描参数的作用见表 3.1。

表 3.1 三个因素对各种扫描参数的作用

增加参数	空间分辨率	SNR	扫描时间
FOV	↓	↑	↔
层厚	↓	↑	↔
矩阵	↑	↓	↑
NSA（平均信号数量）	↔	↑	↑
接收带宽	↔	↓	↓
注：↑ = 增加，↓ = 降低，↔= 无变化			

第4章

磁共振设备

本章讨论 MR 成像所需的仪器设备。

MR 系统的四个基本部件：

1. 产生外磁场的磁体；

2. 定位信号的梯度；

3. 射频脉冲的发射及接收线圈；

4. 计算机系统。

磁性

磁性是物质的基本属性，所有物质都有产生某种磁性的能力。磁性大小取决于组成物质原子的磁化率。

磁化率是物质受外磁场影响的能力，与原子的电子构成有关。根据磁化率，即对磁场的反应能力，可将所有物质分为顺磁性、反磁性和铁磁性三类。

顺磁性

顺磁性物质原子内有不成对电子，使其周围有一个小磁场,称磁矩。施加外磁场后,这些磁矩叠加并按照外磁场方向排列。因此,顺磁性物质能向正方向吸引外磁场,使外磁场局部磁性增加。常见顺磁性物质有钆、氧和黑色素。

反磁性

施加外磁场后,反磁性物质受到外磁场排斥,表现为反作用力。因此反磁性物质表现为负磁化率,并使样本内场强轻微降低。反磁性物质有铋、汞、铜和碳。

铁磁性

外磁场施加后,铁磁性物质可沿外磁场方向被强烈吸引。并且当外磁场撤掉后,仍能保持原有磁性,这类物质可用于制造永磁铁。永磁铁的磁场比外加磁场的场强高成百上千倍。铁磁性物质有铁、钴和镍。

磁场强度

场强用 B 表示,原始场为 B0,次级场为 B1。场强单位是高斯(Gauss, G)和特斯拉(Tesla, T)。特斯拉是交替电流之父,高斯是德国数学家。

1T=10kG=10 000G

高斯是低场强的测量方法。地球场强大约为 0.6G。

用于临床 MR 系统的场强范围为 0.2~3T。高于 3T 的磁场多用于科研。SNR 和空间分辨率随场强的增加而增加。先进的 MR 应用如波谱成像、功能 MRI 和心脏 MR 只能在 1.5T 及以上的高场强实现。

磁体

常用于临床 MRI 机器的有三种磁体：

1. 永磁体；

2. 电磁体；

3. 超导磁体。

永磁体

永磁体由铁磁性物质制成。MR 磁体常由磁钢构成，实则是一种铝镍钴合金。

永磁体不需电源且成本低，其磁场方向是垂直的（图 4.1）。永磁体可用于制造开放型 MRI，进而用于幽闭恐惧症患者的检查。永磁体的场强较低，基本上为 0.2~0.5T。因此 SNR 和分辨率低，也不能适用于波谱等高级应用。

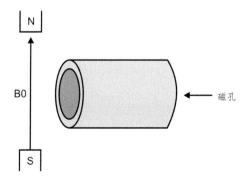

图 4.1　场强：永磁体的场强(B0)垂直于磁孔的长轴。

电磁体

　　电磁体的原理是电磁学。电磁学定律指出移动电荷的周围会产生磁场,如果电线中有电流通过,电线周围就会产生磁场。磁场合力的强度与电线中通过的电荷量成正比。

　　当有电荷通过的电线被环成圈,就产生了沿着线圈长轴方向的磁场,这样的磁体称为螺线管电磁体或电阻电磁体。

　　所有处于正常温度的电线都有阻碍电流通路的趋势。由于电阻的增加,电流及场强合力均减少。为了获得均质的场强,必须有稳定的电流。此过程中产生的热量通过线圈两端管道中流动的冷水而移除。由于受持续电源和冷却装置的限制,电磁体获得的场强局限在0.2~0.3T。虽然材料成本低,但巨大的电源供应提高了操作成本。不过电磁体安装简单且开关机花费少。

超导磁体

　　某些金属,如汞和铌钛合金,可在低温条件失去电阻抗变成超导体。电磁体部分曾探讨过电阻减少导致电流增加,而场强随着电流增加而增加。因此电阻完全消失的超导磁体可获得更高的场强。而且一旦激励超导导线或线圈,只要其保持在临界温度以下,电流就可以持续循环。此过程无能量损失且无需电源供应。图4.2展示了超导磁体装置的结构。重要组成部分如下。

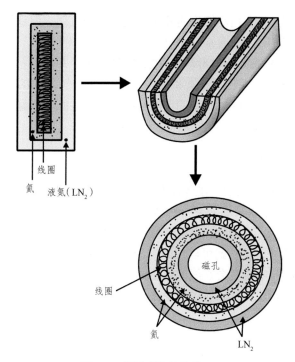

图 4.2　超导磁体的结构。

1.**超导导线**：电流通过超导导线时产生磁场，电线由铌钛合金制成。合金在 10K（-263℃）时变为超导体。导线包含内嵌入铜基体的铌钛合金细丝，紧密而精确地缠绕在绝缘铝孔管上，置于黏性的高导热环氧胶合物上。超导导线可长达 30km，因此有数千匝电线。由于单个连续线串无法缠绕线圈，因此线圈有很多连接头。

2.**氦**：超导线圈通过整体缠绕线圈的冷冻剂（如液氦）冷却到 4K（-269℃）。系统内少量的热泄漏会使氦稳定汽化,相对低价的液氮可减少氦的汽化。但是氦仍需不断补充,通常为 6 个月一次。

3. **液氮和辐射屏蔽**:液氦罐周围是冷却的液氮和辐射屏蔽,可阻挡液氦和周围环境进行任何形式的热交换。氮在 80K(-193℃)沸腾并比氦价格低。液氮和辐射屏蔽可使液氦蒸发速度降低到 0.3L/h。

启动磁体

第一次启动磁体需要特定的方法或步骤。首先,通过液氦和液氮将超导线圈冷却到 -269℃,继而通过外接电源给超导线圈传送电流激发磁体,称升温。一旦达到理想电流,就可以切断电源,只要保持温度在 -269℃以下,电流就会在线圈内持续循环。电流和产生的磁场仍然恒定,且只有微小变化。

失超

失超指超导体放电或磁场消失。超导线圈阻抗增加会产热,引起冷却剂蒸发。这是一个恶性循环,最终会导致温度上升,阻抗增加,冷却剂蒸发,磁场消失。阻抗增加的触发因素可能是线圈电线的轻微运动或磁通跳跃,而致使热量产生。

为了拯救患者生命而刻意失超的情况非常罕见。当患者意外被氧气瓶或轮椅等物体困在磁体内时,我们会让磁体失超。

所有 MR 系统应有通风口,一旦发生失超,可以让氦气溢到外环境。氦气在扫描室释放会完全代替氧气而引发窒息,同时可增加扫描室压力,致使无法开门。每间扫描室应有氧气监测仪,一旦氧气水平降到特定值以下便发出警报。

失超后重启磁体需填充冷却剂,导线冷却到 −269℃,然后开始升温直至获得理想的磁场。

磁场均匀性

为获得患者的正确信息(信号),整个磁场强度应均匀一致。即使磁场大体上均匀,也仅允许有很小的异质性。使磁场均质的过程称为匀场技术。由于难以制造完美的缠绕线圈及环境中存在的金属,磁场很容易变得不均匀,因此匀场是必要的。

匀场方式分为有源匀场和无源匀场。无源匀场通过贮藏金属件(垫片)与场内异质性相反而实现。

有源匀场由梯度线圈的电流实现。梯度线圈可在主磁场(B0)产生小磁场梯度叠加,这些线圈称为匀场线圈。匀场线圈在特定点增加或减少磁场,使场强均匀。匀场线圈可以是位于磁孔室温隔离间内的阻力线圈或是位于氦管内的超导线圈。

均匀性用百万分之一(ppm)表示。10ppm 的均匀性足够用于常规自旋回波成像。但是质子波谱成像要求磁场均匀性高达到 0.1ppm,只有这样才能探测到有更小化学位移差别的代谢物。

屏蔽

磁孔外散杂磁场称散射场,散射场可穿过普通墙壁、地板和天花板,有可能不利于附近装有起搏器或其他磁性激活装置的患者。被动屏蔽和主动屏蔽可屏蔽散射场及其影响。

被动屏蔽通过 MR 室钢制或铜制的内墙实现,这样的防护间称为法拉第笼。

主动屏蔽是使用冷却剂外额外的螺线圈磁体限制 B0 线在可接受的位置内,但此屏蔽方法十分昂贵。

梯度

梯度或梯度线圈可以在很大程度上改变磁场强度。梯度系统包括三部分可产生磁场并能沿 X、Y 和 Z 轴方向发生变化的线圈。X、Y 和 Z 轴三个梯度轴互相垂直,分别用于层面选择、相位编码和频率编码。典型的自旋回波成像层面选择梯度持续 3ms,相位编码为 4ms,频率编码(读出)为 8ms。

如何生产梯度线圈

场强与线圈通电量、线圈匝数、线圈尺寸和线圈排列的紧密程度成正比。制作线圈时可改变这些因素,使场强在一定的方向上增加或减少。

梯度场强(刚度)的测量单位是 G/cm 或 mT/m,表示场强每厘米变化 1G 或每米变化 10mT。强梯度场强(15 或 20mT/m)可实现高速和高空间分辨率成像。梯度场强对层厚和 FOV 都有影响。带宽相同时,梯度场强越弱,层厚越厚;梯度场强越强,层厚越薄,FOV 越小。梯度场强达到最大振幅的时间称上升时间。转换速率是由上升时间内分隔的梯度场强振幅而得到的上升率,单位是 T/(m•s)。占空比是梯度场强系统可以以最大功率运行的时间。

梯度线圈与磁孔室温隔间同轴。但梯度场强系统会产生涡电流,而涡电流会降低磁强均匀性,同时还会产热,导致冷却剂蒸发。很多方法可用于使涡电流最小化。

除了定位外,梯度对梯度回波序列也很有用。梯度用于扰相或复卷横向磁化量。射频脉冲停止后质子离相时梯度可使质子复相位。因此梯度回波序列消除了180°脉冲,使扫描更快。

射频线圈

一圈导线就是一个线圈。射频(RF)线圈将 RF 脉冲发送至患者,并接收患者的信号。射频线圈可以作为传送方、接收方或两者皆可。能量以射频的短强度爆发形式传输出去,这种形式即射频脉冲。射频脉冲使相位一致,使一些质子从低能级跳跃到高能级。如果一个射频脉冲使净磁化矢量从纵轴以 90°的角度翻转,这种射频脉冲称为 90°射频脉冲。旋转横向磁化量(TM)在接收线圈内产生电流,形成 MR 信号。根据射频线圈的设计,可将其分为体积线圈、表面线圈和相位阵列线圈。

体积线圈

经典体积线圈环绕整个身体或特定区域,在线圈的成像体积内,线圈可提供均质的 B1 场(RF 场与主磁场 B0 垂直)。但体线圈图像的 SNR 通常低于表面线圈或相位阵列线圈图像的 SNR。头和体线圈是典型的体积线圈。磁体的主线圈,也称体线圈,是一种体积线圈,这种线圈位于磁孔的最内环。一些体积线圈的构型包括螺线管线圈、鞍状线圈和鸟笼线圈(图 4.3)。

表面线圈

表面线圈置于感兴趣区的表面,得到的图像具有高 SNR。高 SNR 的代价是有限的体积覆盖和离线圈远后 B1 均质性降低(图 4.4)。表面线圈只负责接收信号,射频传输分开执行,一般由体积线圈进行射频传输。表面线圈既可以是易变的(可以包绕感兴趣区),也可以是硬性的。

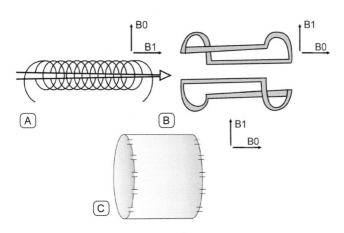

图 4.3 (A)螺线管线圈;(B)鞍状线圈;(C)鸟笼线圈。

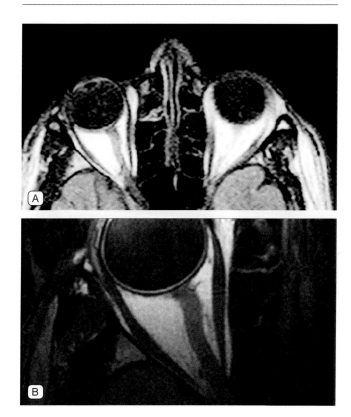

图 4.4　表面线圈与体积线圈。注意眼眶线圈图像(B)的空间分辨率和细节显示与头线圈(A)的对比均增加,但眶尖以外的信号衰减明显(B)。

相位阵列(PA)线圈

一个相位阵列线圈包括相互连接的两个或两个以上按几何排列的表面线圈。这种线圈将表面线圈(高

SNR)和体积线圈(大FOV)的优点结合到一起。降低平均信号数所减少的扫描时间可使由PA线圈获得的高SNR和高分辨率的优势降低。根据表面线圈单元数量,PA线圈可分为4、6、8或32通道。增加表面线圈单元数量可得到更快的动态扫描,运动伪影也随之减少。并行成像技术能力是PA线圈又一独特优势。

计算机和附件

计算机系统控制每一个环节,如进行数据汇集和处理、查看图像、储存、检索和文档编制。

序列Ⅰ：基本原则和分类

第**5**章

一个脉冲序列是各种参数相互影响,造成射频脉冲和梯度发生复杂的级联事件而生成 MR 图像(图 5.1)。

因此,脉冲序列是以下步骤的时间表:

1. 患者的净纵向磁化量;

2. 传输射频脉冲(90°、180°或任意角度);

3. X、Y 和 Z 轴梯度激发用以定位和获取信号(回波);

4. 获得的信号或回波填充 K 空间。

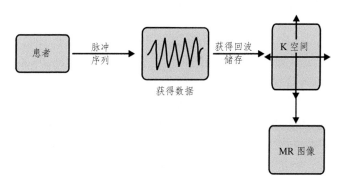

图 5.1　获得图像的步骤。

本章主要讨论序列的基本设计和类型。各序列提供的不同方面的对比及其反映的临床应用将在第7章进行讨论。

分类

脉冲序列大致分为两类：自旋回波序列和梯度回波序列。反转恢复序列和回波平面成像（EPI）理论上可以同时应用到自旋回波序列和梯度回波序列。但是在实际应用中，反转回波用于自旋回波序列，EPI用于梯度回波序列。基于实际操作，让我们一同学习以下四种常用序列：

1. 自旋回波序列（SE）；
2. 梯度回波序列（GRE）；
3. 反转恢复序列（IR）；
4. 回波平面成像（EPI）。

自旋回波脉冲序列

本序列包括90°射频脉冲和180°射频脉冲。90°激发射频脉冲将净磁化矢量从Z轴翻转到横断面（X-Y）。接收线圈内的横向磁化量（TM）以拉莫尔频率进动，产生小信号，称自由感应衰减（FID）。FID信号微弱，不足以形成图像信息。同时，当质子开始失相位时，TM减小。因此需发送一个180°脉冲使质子相位重聚。相位重聚增加了TM量级，同时接收线圈内产生的信号（SE）变得更强，该序列由此命名。两个90°脉冲之间的时间称重复时间(TR)。90°脉冲和接收回波(信号)之间的时间称回波时间(TE)(图5.2)。

RF发送时施加层面选择梯度可进行信号定位。射频(90°)脉冲和信号测量之间施加相位编码梯度,每个TR的相位编码梯度场强不同。信号测量过程中开启频率编码(读出梯度)。

我们需在SE序列形成的基础上理解其他序列。SE序列几乎在所有检查中都会用到。T1加权图像用于显示解剖信息。由于病变多造成组织水肿和(或)血管性疾病,在T2加权图像中为高信号。因此,T2加权图像显示病变更佳。

SE序列的变异

传统SE序列中,每个TR填充K空间的一条线。变异的SE序列中通过90°激励脉冲后发射多个180°脉冲。每个180°脉冲包含一个回波,使每次TR

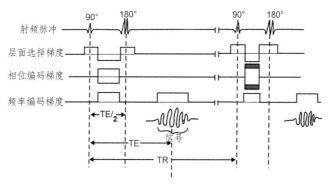

图5.2 自旋回波序列。

可产生不只一个回波（K 空间线）。三个常用的变异 SE 序列包括双回波 SE（每次 TR 包含两个 180°脉冲）、快速 SE（每次 TR 包含多个 180°脉冲）和单次激发快速 SE（快速 SE 中仅有一半 K 空间被填充）。

双回波 SE 序列

每个 90°脉冲之后发射两个 180°脉冲，使每次 TR 获得两个回波。PD+T2 双回波序列就是变异 SE 序列的一个例子（图 5.3）。该序列需要长 TR。由于 TE 很短，第一个 180°脉冲之后图像为质子密度加权成像（长 TR，短 TE）。第二个 180°脉冲之后，TE 延长，进行 T2 加权成像（长 TR，长 TE）。这些回波分别填充两个不同的 K 空间。

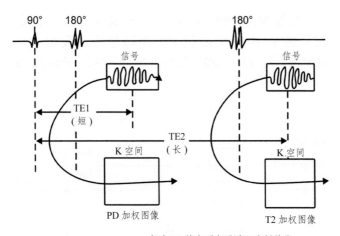

每次 TR 填充两个不同 K 空间的线

图 5.3　双回波序列。

快速(涡轮)自旋回波序列

在快速 SE 序列,每一个90°脉冲后发射多个
180°重聚相位脉冲,称为多自旋回波或涡轮自旋回波
序列(图5.4)。该序列中,每个180°脉冲均有一个回
波,因此每次 TR 获得多个回波。所有回波用于填充单
个 K 空间。由于单次 TR 中可获得多个回波填充 K 空
间,扫描速度可大幅度提升。

涡轮因子:涡轮因子是每个90°脉冲后发送的
180°脉冲数量,也称为回波链长度。由于 TE 不断增
加,从多个重聚焦180°脉冲后得到信号(回波)振幅不
同。填充 K 空间中心的 TE 称有效 TE。达到有效 TE
时,信号振幅最大。短涡轮因子降低有效 TE,增重 T1
加权,但是会延长扫描时间。长涡轮因子增加有效 TE,
增重 T2 加权,缩短扫描时间。涡轮因子使图像更模糊,
因为形成同一幅图像的回波量多,且为不同 TE 下获得。

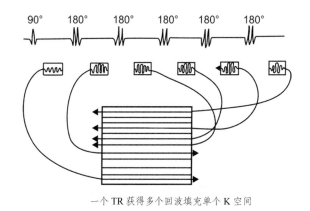

一个 TR 获得多个回波填充单个 K 空间

图 5.4　快速(涡轮)自旋回波序列。

回波链结束时,即每个 TR 结束时,发送 -90° 脉冲,组织的高 T2 磁化量快速翻转回到纵向平面,这使快速 SE 序列更快。在每个 TR 结束时,快速 SE 序列运用 90° 反转－退后脉冲称为快速恢复序列(FRFSE, GE)、驱动均衡序列(DRIVE, 飞利浦)或 RESTORE 序列(西门子)。

单次激发快速自旋回波序列

这是一种快速 SE 序列,形成图像的所有回波来自一个 TR,因此称为单次激发序列。该序列中,单次激发并未获得所有 K 空间线,而只填充比一半稍多的 K 空间,随之扫描时间的减半(图 5.5)。K 空间的另一半由半－傅里叶转换进行数学方法运算得到。例如,为得到矩阵为 128×128 的图像,采集 72 条 K 空间线条已足够。这个数字可随着并行成像技术的减少而更少,而且降低了图像的模糊程度。

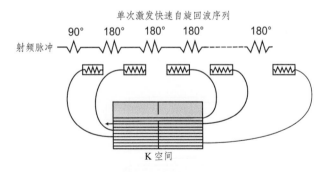

图 5.5　单次激发快速自旋回波序列。

梯度回波序列

SE 序列和 GRE 序列的三个根本区别如下。

1.GRE 序列中无 180°脉冲。TM 的相位重聚由梯度实现,具体为通过频率编码梯度反转得到。由于梯度造成相位重聚而得到信号,该序列称为梯度回波序列。

2.GRE 序列的翻转角度小,一般不到 90°。翻转角度变小使纵向磁化量(LM)恢复得很快,从而缩短 TR 和扫描时间。

3. 两种机制的结合引起横向弛豫

(1)细胞核、分子和大分子与质子的磁性相互作用导致不可逆的 TM 失相位。

(2)磁场的非均质性引起失相位。

SE 序列中的 180°脉冲消除了磁场不均质性引起的失相位,因此 SE 序列中的横向弛豫是“真正”的横向弛豫。GRE 序列中,磁场不均质性导致的失相位效应由于没有 180°脉冲而不能得到补偿,因此 GRE 序列的 T2 弛豫称为 T2*(T2 星)弛豫。

1/T2*=1/T2+1/ 磁场非均匀所致的弛豫

一般 T2*<T2

基本的 GRE 序列见图 5.6。

GRE 序列的类型

根据每次 TR 中接收信号后如何处理残留 TM 而将 GRE 序列分为两种类型。如果残留 TM 被 RF 脉冲或梯度破坏,那么残留 TM 不会影响下一次 TR,称为扰

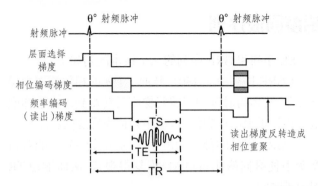

图 5.6 梯度回波序列。射频停止后,频率编码梯度反转(代替了 180° 脉冲)引起质子相位重聚。TS,信号时间。

相或非相干性 GRE 序列。第二种 GRE 序列的残留 TM 未被破坏。实际上,几个稳定 TR 之后残留 TM 重聚到了 LM 和 TM 的量级,这种序列称稳态或相干 GRE 序列。

扰相 / 非相干性 GRE 序列

这类 GRE 序列一般用以获得 T1 加权 GRE 图像 (FLASH/SPGR/T1-FFE)。可以在水分子和脂肪质子同相位及反相位时的回波时间获得。这种"正 - 反相位成像"用于检测病变或器官的脂肪成分将在第 6 和 7 章进行讨论。改良的扰相 GRE 序列可用来进行时间飞跃 MR 血管造影。这些序列的三维版可用于动态多期增强对比 T1 加权成像。例如 3D FLASH 序列、VIBE 序列(西门子)、LAVA 和 FAME 序列(GE)、THRIVE 序列(飞利浦)。

稳态(SS)序列

残留的横向磁化量重聚焦使得 TR 低于组织的 T2,我们就认为经过几个 TR 后建立起了一个稳定的 LM 和 TM 量级。一旦达到稳态,每个 TR 都会产生两种信号:FID(S+)和自旋回波(S-)。按照形成图像的信号种类,SS 序列可分为三种类型。

1. 激励后重聚焦稳态序列

只采集 FID(S+)。由于 S+ 回波在射频激励(脉冲)之后形成,因此该序列称为激励后重聚焦。

例如 FISP/GRASS/FFE/FAST。

2. 激励前重聚焦稳态序列

只采集自旋回波(S-)用于成像。由于在下次激励之前形成 S- 回波,因此命名为激励前重聚焦。

例如 PSIF(反转 FISP)/SSFP/T2-FFE/CE-FAST。

3. 全聚焦稳态序列

同时采集 FID(S+)和自旋回波(S-)用于成像。由于三个轴的梯度相互平衡致使对运动不敏感,因此也称为"平衡 -SSFP"序列。

例如 True FISP/FIESTA/ 平衡 -FFE。

SS 序列的 TR 和 TE 非常短,为快速序列,可以通过屏气完成。因为速度快,可用于研究快速的生理过程(例如心动周期中的事件)。平衡 -SSFP 序列可能是所有序列中 SNR 最高的,其显示的组织结构(如液体)也较普通 T2 加权图像有更高的 T2 值。但是此序列缺乏内部空间分辨率,不能显示大脑灰、白质或肾脏皮髓质之间的区别。

反转恢复(IR)序列

IR 序列在普通自旋回波序列或梯度回波序列之前有一个反转 180° 脉冲。实际操作中,一般与 SE 序列同用(图 5.7)。

反转的 180° 脉冲将 LM 从 Z 轴正方向翻转到 Z 轴负方向,使所有组织达到饱和,继而 LM 逐渐恢复并沿 Z 轴正方向重建。对不同组织 LM 的恢复是不同的,主要依赖于组织本身的 T1 值。脂肪中的质子比水质子恢复得更快。特定时间后,发射普通 90°-180° 脉冲。不同组织由于不同的 T1 值,其 LM 的恢复也不同,这种现象增加了图像的 T1 对比。

反转 180° 和激励 90° 脉冲之间的时间称"反转时间或 TI",TI 是 IR 序列对比度的决定因素。

为什么用 180° 反转脉冲? 其目的是什么

180° 反转脉冲将 LM 翻转到 Z 轴的负方向,这使脂肪和水完全饱和,当 LM 发生一定弛豫至横断面后发

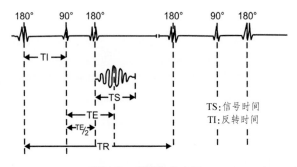

图 5.7　反转恢复序列。

射 90°激励脉冲,图像对比度取决于组织 T1 不同的纵向恢复量。IR 图像有更重的 T1 加权,脂肪和水之间有很大对比差异。除了可以得到重 T1 加权图像以显示解剖结构外,IR 序列也可使用不同 TI 抑制特定组织的信号。

组织抑制

在 180°反转脉冲之后的恢复中间阶段,磁化量可处于零水平,无可翻转到横断面的 LM。此时,如果发射 90°激励脉冲,则不会形成 TM,也无可接收的信号。如果 TI 与特定组织恢复到中间阶段的时间相同,该组织则不会产生信号。因此 IR 序列通过不同 TI 可抑制特定组织。使组织空信号的 TI 为此组织 T1 弛豫时间的 0.69 倍。

IR 序列类型

根据使用的 TI 值,将 IR 序列分为短 TI、等 TI 或长 TI。

短 TI IR 序列的 TI 范围为 80~150ms,如 STIR 序列。等 TI IR 序列 TI 范围为 300~1200ms,如 MPRAGE 序列(西门子)。长 TI IR 序列的 TI 范围为 1500~2500ms,如 FLAIR 序列。

短 TI(tau)反转恢复(STIR)序列

短 TI 后发射 90°脉冲时,几乎所有组织的 LM 仍处于反方向,短 T1 组织的磁化量接近零,因此无法采集太多信号。而大多数病理组织为长 T1、长 T2。STIR 序列具有适当的长 TE,使长 T2 组织保留了信号而短 T2 组织的信号减少,因此短 T1-T2 组织与长 T1-T2 组织间的对比度增加。脂肪 T1 短,因此在短 TI IR 序列被抑制(图 5.8)。大多数病理组织在 STIR 序列上是高信号,有利于更好地进行分辨。

长 TI 的 IR 序列

长 TI 后发送 90° 脉冲时,大多数组织的 LM 几乎都已完全恢复。因为水是长 T1,其 LM 恢复处于长 TI 的中间阶段,因此液体(如脑脊液)表现为无信号。此序列称为液体衰减反转恢复序列(FLAIR)。FLAIR 序列的长 TE 可用于重 T2 加权成像,由于脑脊液无信号,因而不会出现脑脊液的部分容积效应和伪影问题(图 5.9)。同 STIR 序列一样,大多数病理组织在 FLAIR 上为高信号。

表 5.1 STIR 和 FLAIR 的对比

STIR	FLAIR
短 TI(80~150ms)	长 TI(1500~2500ms)
T1 和 T2 加权结合成像	重 T2 加权成像
抑制脂肪和白质	抑制脑脊液和水
主要用于体部成像	用于神经成像
由于抑制了短 T1 组织,不能用于增强后成像,对比剂会使摄取它的组织 T1 缩短	可用于增强后成像

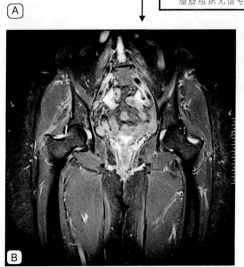

图 5.8 STIR 序列。（ A ）短 TI 后发射 90° 激励脉冲,脂肪磁化矢量达到 0°（沿 Z 轴正方向）。但矢量沿 Z 轴垂直,因此无法检测到脂肪组织的信号,脂肪被饱和。（ B ）盆腔冠状位 STIR 序列图像:注意皮下脂肪被抑制。

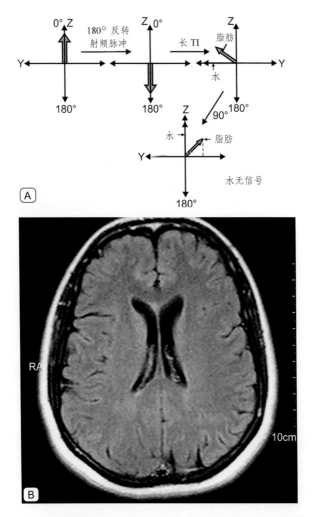

图 5.9 FLAIR 序列。(A) 长 TI 后发射 90°脉冲时,水的磁化矢量达到 0°。因此水无信号,为空。(B) 头部轴位 FLAIR 图像:脑脊液被抑制,为黑色。注意头皮脂肪没有被抑制,为亮信号。

回波平面成像

一个 TR 内填充多条 K 空间线可减少扫描时间。EPI 将这一原理运用到了极致。所有用于形成图像的 K 空间线都是在一个 TR 内填充的。全部的二维原始数据(如数据或回波的平面)可在单个回波衰减内填充,最早在 1977 年由 Peter Mansfield 将这种技术命名为"回波平面成像"。

EPI 中单个 TR 内通过不同的梯度斜率得到相位编码可采集多个回波。多个回波的产生可来自 180° 重聚相位脉冲或是梯度。因此,EPI 可以是自旋回波 EPI(SE-EPI)或梯度回波 EPI(GRE-EPI)。然而在 SE-EPI 中,多个 180° 射频脉冲引起患者组织的额外能量聚集,而且 180° 脉冲的长回波链需要时间更长,在获得满意的数据之前会丢失大部分信号,因此 SE-EPI 不常用。在 GRE-EPI 中,应用快速读出梯度和相位编码梯度的开、关使相位重聚,这需要梯度强度高于 20mT/m。

GRE-EPI 对磁敏感伪影非常敏感,因为 GRE 序列中 T2* 衰减未得到补偿,单次激发 EPI 的信号噪声比(SNR)较差,通过混合序列在一定程度上可以解决此问题,混合序列结合了梯度回波(快速)和射频脉冲(T2* 效应补偿)的优点。多次激发 EPI 的每个 TR 只填充一部分 K 空间。应用多次激发 EPI 可提高 SNR 和空间分辨率,获得更好的 PD 和 T1 加权图像,而只需稍微延长时间。

EPI 因其速度彻底改变了 MR 成像,并有潜力为介入 MRI 和实时 MRI 提供帮助。目前，EPI 已用于弥散成像、灌注成像、BOLD 的功能成像、心脏成像和腹部成像。

表 5.2　序列总结

	序列	西门子*	GE*	飞利浦*
1.	自旋回波序列			
	传统 SE（90°-180° 射频脉冲）	SE	SE	SE
	双回波 SE（90° 后跟随两个 180° 射频脉冲）	PD/T2	PD/T2	PD/T2
	多回波 SE（90° 后跟随多个 180° 射频脉冲）	Turbo SE	Fast SE	Turbo SE
	多回波 SE 后 90° 反转 - 后退脉冲	RESTORE	FRFSE	DRIVE
	单次激发多回波 SE（多个 SE 与半数 K 空间填充）	HASTE	Single Shot FSE	Ultrafast SE
	放射状 K 空间填充	BLADE	PROPELLER	MultiVane
2.	梯度回波序列			
	（1）非相干性扰相 TM	FLASH	SPGR	T1-FFE
	3D 视野	3D FLASH VIBE	LAVA FAME	THRIVE
	（2）相干 / 重聚相位 TM			
	A. 激励后重聚焦（采集 FID）	FISP	GRASS	FFE

（待续）

（续表）

	序列	西门子*	GE*	飞利浦*
	B. 激励前重聚焦(采集自旋回波)	PSIF	SSFP	T2-FFE
	C. 完全重聚焦(采集 FID 和自旋回波)	True FISP	FIESTA	平衡－FFE
3.	反转恢复序列 短 TI(80~150ms),如 STIR 等 TI(300~1200ms),如 MPRAGE 长 TI(1500~2500ms),如 FLAIR			
4.	混合型			
	SE 与 GRE 的结合	TGSE	GRASE	GRASE
5.	EPI 单次激发 多次激发－分割			

* 序列术语摘自以下文献

1.Nitz WR Imaging:Acronyms and clinical applications.Eur Radiol.1999;9:979-997.

2.Brown MA,Semelka RC.MR Imaging Abbreviations,Definitions,and Descriptions:A Review.Radiology 1999;213:647-662.

第 6 章

序列Ⅱ:辅助技术

本章介绍与序列结合使用的一些辅助技术及相关概念。这些技术包括脂肪抑制、并行成像、运动补偿、磁化传递、匙孔成像及饱和带技术。

脂肪抑制

脂肪抑制,即把脂肪组织的信号变成空信号,它可将任意病变或结构中其他短 T1 组织(如增强的病变)与脂肪区别开来;检测任何病变或器官中是否存在脂肪成分;将脂肪带来的不利影响(如伪影)最小化。共有 5 种基本的压脂技术,包括:①频率选择脂肪抑制技术;② STIR 技术;③反相位成像;④ Dixon 技术;⑤选择性水激发技术。表 6.1 对比了前三种方法,并用图 6.1 至图 6.3 进行说明。

1. 频率选择脂肪抑制

在这种方法中,与脂肪质子共振频率一致的频率选择射频脉冲与层面选择射频脉冲联用。随后施加扰相梯度脉冲使脂肪失相位。施加层面选择脉冲后,采集到的信号不包含脂肪组织的信号。通常该技术也称化学位移选择(CHESS),可用于抑制或选择性激发脂肪或水质子。脂肪选择 CHESS 射频脉冲可用作预备脉冲。延迟一段时间后,再施加适当的序列扫描,则采集到的信号不含有脂肪信号。这种预备脉冲包括 FAT SAT、SPECIAL(脂质谱反转)、SPIR(反转恢复质谱预饱和)和 SPAIR(质谱衰减反转恢复)。

2. 短 TI 反转恢复法(STIR)

反转恢复的原理及 STIR 序列如何到达脂肪抑制详见第 5 章。

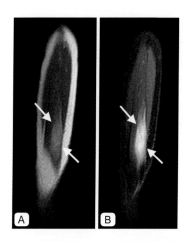

图 6.1　脂肪饱和与非脂肪饱和 T1 加权图像对比。 静脉注射对比剂后,下肢 T1 加权矢状位图像,无脂肪饱和技术(A)和脂肪饱和技术(B)图像均见一增强的线样病变(箭头)。在脂肪饱和图像(B)上,病变显示清楚,易于识别。

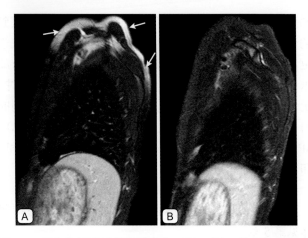

图 6.2 频率选择脂肪抑制技术与 STIR 对比。胸部矢状位 T2 加权脂肪抑制图像（A）和 STIR 图像（B）均未见任何异常。T2 加权图像脂肪抑制不均匀且不完全（A，箭头）。STIR 图像示脂肪抑制较均匀。

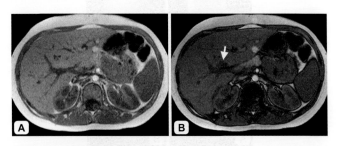

图 6.3 同相位和反相位成像。肝脏同相位（A）和反相位（B）的轴位 T1 加权 GRE 图像示局部区域有脂肪浸润（反相位箭头）。因为与周围肝实质信号相比，它的信号更暗，所以该脂肪成分只能在反相位图像上看到。

表6.1 脂肪抑制技术

频率选择	STIR	反相位成像
1.只有脂肪组织被抑制	1.抑制全部的脂肪组织,包括同时有水和脂肪成分的部分。短T1的组织也受抑制,如黏液、钆、黑色素以及一些富含蛋白质的物质	1.最适用于抑制水和脂肪含量相似的组织或镜下脂质
2.不易检测少量脂肪	—	2.有利于检测少量脂肪
3.受不均匀性影响(导致脂肪抑制不均匀)	3.对磁场不均匀性不敏感	3.通常不受静磁场不均匀性影响
4.脂肪组织 SNR 减小,但是总体 SNR 值保持不变	4.与其他方法相比,总体SNR 低	4.SNR 保持不变
5.有利于获得良好的对比增强后T1 加权图像和小 FOV 时 T2加权图像	5.适用于大 FOV 图像、低磁场强度时成像。不适用于对比增强后成像	5.通常用于检测含有少量脂肪的病变,如肝脏病变或肾上腺瘤,也用于探测脂肪肝

3. 反相位成像

水环境中质子的进动频率要快于脂肪环境中质子的进动频率。水和脂肪中质子进动频率的差异称为化学位移。因为进动频率的差异,水和脂肪中的质子可在一定的回波时间(TE)表现为同(正)相位或反相位(互成 180°)。在 1.5T 情况下,TE 为 4.45ms、8.9ms 等时,水和脂肪中氢质子为同相位,而 TE 为 2.23ms、6.69ms 等时,它们为反相位。同相位 TE 时,图像信号为水和脂肪质子信号之和。而反相位 TE 时,图像信号为水和脂肪质子信号相减。与同相位图像相比,反相位图像上含有脂肪的病变或组织显示较暗。在反相位图像上,只有当一个体素中同时包含脂肪和水时,脂肪显示暗信号。只包含水或脂肪的体素在同相位和反相位图像上信号保持不变。因此皮下脂肪在反相位图像上不变暗。

4.Dixon 技术

这是一种基于同相位和反相位成像的压脂技术。这种方法需要采集两组图像,一组是同相位 TE 图像,另一种是反相位 TE 图像。除此之外,两组图像相加可产生"纯水"图像,相减可产生"纯脂肪"图像(图 6.4)。Dixon 方法在高磁敏感区域非常有效,但对磁场均匀性要求高。

5. 选择性水激发技术

一系列短射频脉冲序列组合只可激发水中氢质子,而脂肪中氢质子不被激发并处于平衡状态,因此在选择性水激发图像上,脂肪不产生任何信号。该方法对磁场的不均匀性敏感。例如 ProSet 和 WATS 序列。

并行采集技术

该技术利用相位阵列 RF 线圈固有的空间信息来缩短扫描时间。相位阵列线圈中的多通道线圈同时接收其所覆盖区域的信号。每个通道线圈所获得的信息进行整合即可得到一个大 FOV 和图像。任何序列的采集时间均与 K 空间中的相位编码线数量成正比。并行

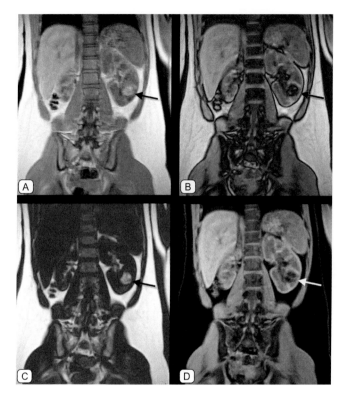

图 6.4　Dixon 法。腹部冠状位图像示肾下极含脂病变（箭头），符合血管平滑肌脂肪瘤。Dixon 法单次采集获得四组图像，包括同相位（A）、反相位（B）、脂像（C）和水像（D）。

采集技术可通过减少 K 空间相位编码线采样数（通常因子为 2 或更大）来显著缩短扫描时间。这种 K 空间采样技术保证了空间分辨率，但缩小了视野（FOV），因此会产生混淆或卷积伪影。这种混淆伪影可应用重建算法来纠正，重建所需数据来自于单个相位阵列线圈所获得的空间信息。

并行采集成像的 SNR 低于用相同线圈阵列、未加速时所获得图像的 SNR。然而，SNR 受限的同时，并行采集可提高成像速度（因子为 1.5~3）、空间及时间分辨率以及整个图像的质量。不是通过减少采集时间，而是通过加快速度来提高相同采集时间内的空间分辨率。快速自旋回波及单次激发快速 SE 序列中图像模糊程度可通过减少回波链的长度来改善。同时，应用并行采集技术可减少弥散加权成像中的磁敏感伪影。

线圈灵敏度校准是一种快速低分辨率采集技术（通常为 GRE 序列），它产生的空间信息基于不同物理位置的独立线圈（4~32 通道）。随后接收线圈的空间灵敏度被用于并行采集技术图像重建中，包括敏感度编码（SENSE，飞利浦）。其他并行采集技术包括阵列空间敏感性编码技术（ASSET，GE）、整合并行采集技术（iPAT，西门子）、全局自动校准部分并行采集（GRAPPA，西门子）和空间谐波同步采集技术（SMASH，西门子）。

除了应用高加速因子（称为 iPAT 因子或 SENSE 因子）而导致 SNR 降低外，并行采集技术的局限性还包括它存在未校正的混淆伪影、中心线伪影及 FOV 中心低 SNR 区的重叠伪影等。

呼吸补偿技术

呼吸运动补偿可通过以下两种方法来完成：①呼吸门控，指在呼吸周期特定时相采集图像数据；②呼吸秩序相位编码(ROPE),该法用一种特定的方法填充K空间。

呼吸门控有两种操作方法(图6.5)。第一种方法通过在胸壁周围捆绑波纹管来追踪呼吸运动轨迹。在每个呼吸周期特定时相采集图像数据。第二种呼吸触发技术是导航技术。该技术中,膈肌的位置可通过一个导航预脉冲来探测,信号采集可为前瞻性或回顾性门控定位呼吸周期中最稳定的位置,一般为呼气末。

在ROPE技术中,呼吸追踪也通过波纹管或导航预

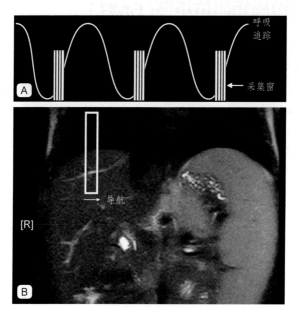

图6.5 呼吸补偿技术。(A)呼吸门控技术通过系一个波纹管来追踪呼吸运动轨迹。(B)将导航(白色矩形)放置在膈上以追踪膈肌的位置。在呼吸最稳定的时相采集图像。

脉冲来实现。然而,图像数据是在一个独立于呼吸周期的固定时相采集。K 空间的中心位置由最小吸气及呼气时的回波填充,而外周部分则被呼气最大时的回波填充。K 空间的中心决定 SNR,它由浅相位编码梯度斜率填充。浅相位编码梯度斜率可产生较好的信号振幅。当梯度较小时,由运动产生的相位偏移较小,从而减少重影。K 空间的外周被大相位编码梯度斜率填充,此时运动最大(图 6.6)。

梯度磁矩相位重聚(GMR)

血管中的血流使图像产生额外的相位偏移和伪影。当应用梯度时,血流产生的额外相位偏移称为梯度磁矩。匀速流动引起的梯度磁矩称为一阶梯度磁矩;加速运动引起的梯度磁矩称为二阶梯度磁矩;加速度变化引起的梯度磁矩称为三阶梯度磁矩。GMR 是一种运用额外梯度脉冲来消除运动质子产生的相位偏移的技术。GMR 减少了血管和脑脊液(CSF)搏动引起的伪影。

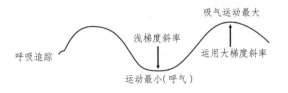

图 6.6　呼吸秩序相位编码。

磁化传递

磁化传递(MT)是一种基于微分子环境选择性改变组织对比的技术。正常组织中有三种与 MR 信号相关的氢质子大分子池:

1. 自由水质子;

2. 大分子中结合或受限的水质子;

3. 邻近大分子的水化层中的水质子。

常规成像中,自由水分子池中的质子由于其(横向)弛豫时间(T2)长,而与图像上大多数 MR 信号相关。其他两个分子池质子的 T2 短,因此对 MR 信号贡献小。

自由分子池中氢质子的共振频率范围和频谱带宽较窄,而受限分子池的水质子频谱带宽较宽。

在受限池频谱带宽的任意位置施加射频脉冲,可使其饱和。受限池一旦饱和,其内质子可通过水化层的质子将其磁化状态传递给自由池的质子,该过程称为"偶极耦合"。最终可引起受限池或大分子 T2 缩短及其信号降低。由此获得图像的对比度增加,称作磁化传递对比成像(MTC)。MT 信号丢失的量反映了给定组织中大分子的含量。

运用 MT 脉冲来关闭共振射频脉冲到达水峰。它常被用作预饱和脉冲,频率为 +1000Hz,与脂肪饱和脉冲(-220Hz)方向相反(图 6.7)。

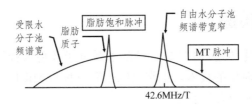

图 6.7 磁化传递图解。

MTC 的应用

1. 对比增强 MRI：MT 抑制了背景组织的信号而对增强的病变或结构影响极小，因此提高了病变显示（图 6.8）。

2.MR 血管造影：MT 抑制背景信号，同时保留血管

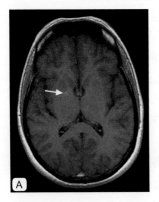
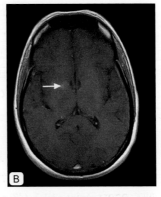

图 6.8 磁化传递。(A)脑 T1 加权对比增强轴位图示，右侧苍白球区有一个增强的病变（箭头）。(B)使用磁化传递技术增加了病变的显著性（箭头），降低了背景信号，但灰、白质的区分能力也随之减低。

的信号，从而改善小血管的显示情况。

3. 病理学特征：除了提高增强病变的醒目程度外，根据大分子环境和高分子量核蛋白的差异，MT 也用于研究鉴别诊断病变的良恶性。

匙孔成像

该技术只填满第一幅图像 K 空间。其余图像只填充其 K 空间的中间部分（约 20%），余下的 80% 用第一幅图像的 K 空间填充。这种技术可缩短扫描时间，主要用于对比增强 MR 血管成像（图 6.9）。

饱和带

饱和带也被称为 REST 带或 SAT 带，用于抑制 FOV 中部分信号（图 6.10）。在适当的序列前先施加一个 90° 的射频脉冲，使饱和带区域中横断面的磁化矢量反转。当施加适当的激励脉冲时，这个区域中便没有可发生倾斜的纵向磁化矢量。因此，这个区域不产生信号。饱和带技术可用于减少感兴趣区中的混淆信号和

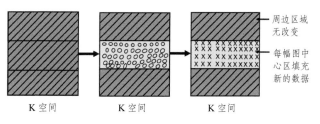

图 6.9 匙孔成像。

脂肪信号，以及在 MR 波谱成像中通过抑制周围组织的信号确定感兴趣区的范围。使用饱和带技术的代价包括提高了比吸收率（SAR），以及减少了每个 TR 内可获得图像的层数。

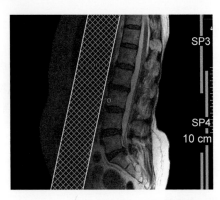

图 6.10　图像显示脊柱前的饱和带。

序列Ⅲ：何时选用何种序列

第**7**章

本章讨论并比较了不同序列的对比度、分辨率及成像速度，并举例说明在特定情况下选用一个常规序列的原因。

T1 加权序列

实际应用中有三种常用的 T1 加权成像，包括 T1 加权自旋回波（SE 序列）或快速自旋回波序列（FSE）、T1 加权 2D 梯度回波序列（GRE）和 T1 加权 3D GRE 序列。图 7.1 比较了这三种序列。

选用 T1 加权 FSE 序列可获得良好的分辨率和 T1 对比。但这个序列采集时间长且可能受运动伪影影响。T1 加权 2D GRE 序列（FLASH/SPGR/T1-TFE）与 FSE 序列相比，采集速度稍快，而 T1 对比和分辨率稍差。

同相位和反相位成像

有一种特殊的 T1 加权 2D GRE 序列称为"同

67

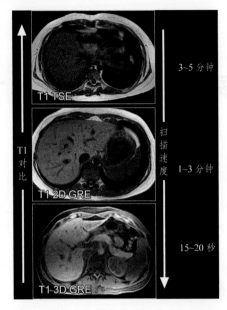

图 7.1　T1 加权序列比较。 从 TSE 序列到 3D GRE 序列成像速度依次增快，但 T1 对比（基于 T1 时间不同而区分各结构的能力）在 TSE 序列较好而 GRE 序列较差。

（正）相位和反相位"成像。它被用来检测器官或病变中的脂肪成分（图 7.2 和图 7.3），见第 6 章脂肪抑制技术。

T1 加权三维 GRE 序列（VIBE/3D-FLASH/LAVA/THRIVE）

这些是最快的 T1 加权序列，可在屏息时间内采集。因而可用于注射对比剂后动脉期、门静脉期及延迟

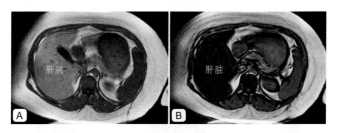

图 7.2 脂肪肝同相位和反相位成像。1.5T 同相位(A)以及反相位(B)轴位 T1 加权 GRE 图像示反相位图像上肝信号变暗,提示脂肪浸润。同相位 TE 为 4.5ms,反相位 TE 为 2.3ms。

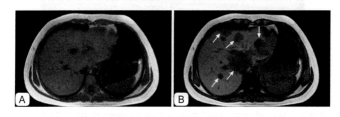

图 7.3 含脂病变同相位和反相位成像。1.5T 同相位(A)及反相位(B)轴位 T1 加权 GRE 图像,只在反相位图像上可看见肝内多发暗区(箭头),提示含脂肪的病变,这些病变被证实是多发性腺瘤。同相位 TE 为 4.5ms,反相位 TE 为 2.3ms。

期的扫描(图 7.4)或评估病变的强化方式(图 7.5)的多时相或动态增强研究。

中等 TI 反转恢复序列

MPRAGE(西门子)和 T1-FLAIR(飞利浦)等序列是利用反转预脉冲 [600~1200ms 的中等反转恢复时间(TI)] 的 T1 加权序列,提高了灰、白质的对比(图

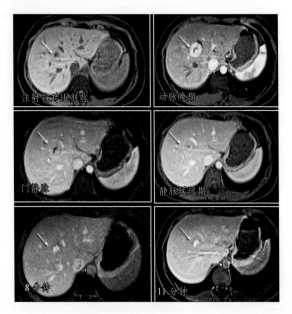

图 7.4 局灶性结节增生（FNH）三维 T1 加权 GRE 序列多期增强图像。T1 加权 VIBE 图像上肝脏病变（箭头）在注射钆对比剂前表现为等信号，在动脉期明显强化，在门脉期和平衡期与肝实质信号相等。中央瘢痕早期不强化，但 8~11 分钟时延迟期的图像上显示强化，符合 FNH。

7.6A）。由于其灰、白质区分度良好，则常被用于癫痫成像中评估内侧颞叶硬化（图 7.6B）及检查皮质萎缩。

T2 加权序列

T2 加权序列的种类比 T1 加权序列多。常用的 SE T2 加权序列包括 T2 FSE、T2 快速恢复 FSE 和 T2 单次

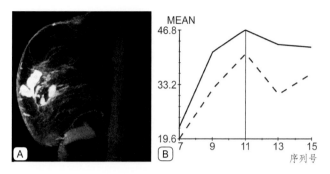

图 7.5 T1 加权 GRE 序列强化方式。(A)矢状位 T1 加权三维 FLASH 图像显示乳腺内两个强化灶(中央均含小环状改变)。(B)时间信号曲线显示病灶内对比剂呈快进快出方式,提示恶性病变的可能。

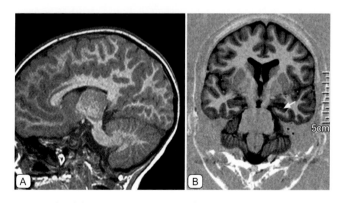

图 7.6 (A)脑 MPRAGE 矢状位图像展示了该序列良好的灰、白质区分化能力。(B)大脑中等 TI 反转恢复序列斜冠状位图像显示癫痫患者左侧海马萎缩(箭头)。

激发序列。反转恢复序列的 T2 加权序列为 STIR 和 FLAIR。STIR 序列实际上结合了 T1 和 T2 加权,临床应用中,它被用作 T2 加权脂肪饱和序列。GRE 组 T2 加权序列为平衡 -SSFP(TruFisp/FIESTA/bTFE)以及它的改进序列。b 值为 0 时弥散加权成像可被认为是 EPI 序列中的 T2 加权成像。图 7.7 比较了所有这些 T2 加权序列。长 TE 值的重 T2 加权成像可用来进行液体成像,如 MRCP、骨髓造影及尿路造影。MRCP 章节中讨论了该种技术的原理。下面举例说明了一些常见的 T2 加权序列的应用。

单次激发快速自旋回波序列(SSFSE/HASTE)

成像速度快是该序列的显著优势。该序列可在屏息内采集或与通过呼吸触发采集。不仅采集数据的总时间短,而且每个回波采集速度非常快。因此该序列可对运动结构成像,如心脏(图 7.8A)、肠道(图 7.8B)、胎儿(图 7.8C)或无法配合的患者和儿童的成像(图 7.8D)。该序列对 MRCP、MR 尿路造影、MR 骨髓造影非常重要,这些图像为几厘米厚的平面,可用长 TE(通常超过 700~800ms)来采集数据(图 7.8E)。与 T2 加权 FSE 序列相比,其 SNR 和分辨率较低。因此,实质器官成像时应尽可能首选 T2 加权 FSE 序列。

短 TI 反转恢复(STIR)序列

虽然 STIR 同时结合了 T1 和 T2 加权,但临床应用中,它被用作 T2 加权脂肪饱和序列。STIR 序列更容易检出病变,因为大多数病理组织质子含量丰富、长 T1 和 T2 弛豫时间引起了 STIR 图像上信号增高。与 T2 加

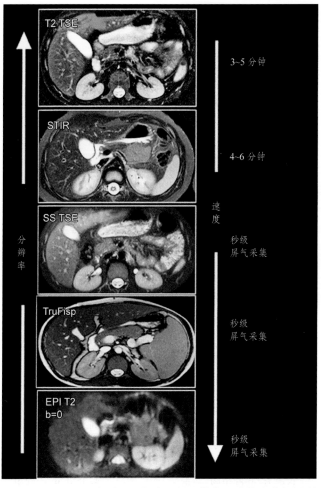

图 7.7 T2 加权图像对比。各序列的分辨率和成像速度如图所示。T2 TSE 序列信号噪声比（SNR）最好，STIR 和单次激发 FSE 序列较差，而 EPI T2 加权序列最差。TruFISP 序列虽有高 SNR，但它没有足够高的分辨率（注意它不能区分肾脏的皮髓质）。

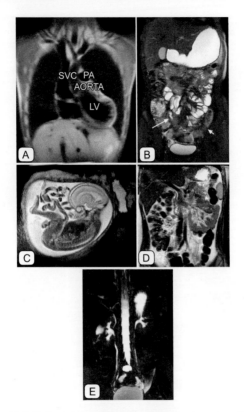

图7.8　单次激发 TSE 序列的临床应用。(A)HASTE 序列用于心脏成像。HASTE 序列是一种自旋回波序列,因此血管和心腔中流动的血液显示为暗信号。PA,肺动脉; LV,左心室; SUV,上腔静脉。(B)SSFSE 序列用于肠道成像。克罗恩病患者末端回肠(长箭头)和降结肠(短箭头)肠壁增厚。(C)SSFSE 序列用于胎儿成像。(D)配合不佳的患者腹部 SSFSE 图像几乎没有运动伪影。(E)40mm 厚度、800msTE 的 HASTE 图像清楚地显示了肾盂肾盏系统、胆道系统及硬膜囊。由于 TE 长,背景软组织信号受抑制。

权脂肪饱和成像相比,STIR 序列的脂肪抑制能力更强,均匀性更好。因此,STIR 基本上被用于全身各处的成像。STIR 序列的 SNR 比 T2 加权 FSE 序列低。一些常见用途如下。

•骨髓成像:STIR 能很好地显示骨髓水肿(图 7.9A)。它对检查骨骼中的多发病变(图 7.9B)非常有用,且可用于全身 MRI 检测骨转移。

•用于眼眶成像,特别是视神经成像(图 7.9C)。

•用于 SI 关节成像,在 CT 扫描发现骨关节炎的骨质侵蚀前显示骨髓水肿(图 7.9D)。

液体衰减反转恢复序列(FLAIR)

这是一种长 TI(1500~2500ms)的反转恢复序列,用于抑制液体的 T2 加权成像。它主要用在有效抑制 CSF 的神经影像中,获得无 CSF 造成的部分容积效应和伪影的重 T2 加权成像,也可用于注射对比剂后的增强成像。一些常见用途如下。

•易于确定病变周围水肿程度(图 7.10A)。

•FLAIR 能更好地显示脑梗死(图 7.10B)。

•FLAIR 能更好地显示多发性硬化的高信号病变(图 7.10C)。

•FLAIR 显示颞叶内硬化灶的信号效果更好(图 7.10D)。

•快速 FLAIR 可更好地显示蛛网膜下腔出血(图 7.10E)。

•FLAIR 能更好地显示脊髓空洞 / 囊肿。

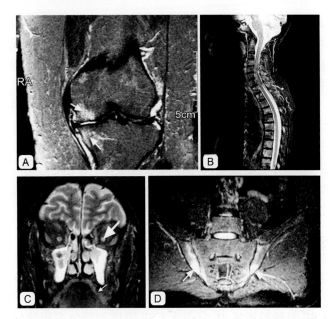

图 7.9　STIR 序列的临床应用。(A)膝关节 STIR 冠状位。骨关节炎病例中显示尺骨及股骨内侧髁（箭头）高信号,提示骨髓水肿。(B)颈背部脊柱 STIR 矢状位。有原发肿瘤病史的患者椎体及其附件结构可见多发高信号,提示骨转移。(C)眼眶 STIR 冠状位。左侧视神经萎缩,周围有大量的 CSF 存在（箭头）。(D)强直性脊柱炎骶髂关节 STIR 冠状位。早期炎性改变为骨髓水肿,在图像上表现为双侧骶髂关节内高信号（箭头）。

平衡 –SSFP(TruFISP/FIESTA/ 平衡 –TFE)序列

　　这是第二种 GRE 序列,叫稳态序列,该种序列中剩余横向磁化矢量会相位重聚。它们是快速成像序列,可在屏气时间内采集数据,具有所有序列中最高的 SNR。

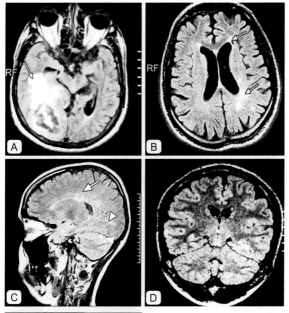

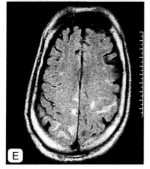

图 7.10 FLAIR 序列的临床应用。(A)脑部 FLAIR 轴位像显示右侧大脑半球的巨大肿瘤。注意病变前方的水肿(箭头)。(B)脑部 FLAIR 轴位像。注意箭头所示的左侧侧脑室周围多发的缺血梗死灶。(C)多发性硬化 FLAIR 矢状位像显示多发斑块垂直于侧脑室壁并延伸至胼胝体缘(箭头),被称为"Dowson 手指"。在枕叶和小脑内也可看见病灶(三角箭头)。(D)脑部 FLAIR 斜冠状位像显示交叉层面的海马。癫痫患者左侧海马萎缩且呈高信号(箭头)。(E)脑部 FLAIR 轴位像显示脑沟内高信号,提示蛛网膜下腔出血(SAH)。

由于三个编码方向的梯度都是平衡的,因此它们对运动不敏感。由于其采集速度快、对运动不敏感且 SNR 值高,使之成为心脏(图 7.11A)、肠道(图 7.11B)和胎儿(图 7.11C)成像可供选择的序列。它们也常用于腹部成像中(图 7.11D)。虽然其 SNR 非常高,但内在空间分辨率不足,表现为脑灰、白质及肾脏皮髓质的区分能力不足,因此不适用于实质器官成像。这些序列另外一个重要用途是评估血管。但是需要注意的是,用于评估血管通畅性时,对血管充盈缺损的显示不可靠,只适用于血管的解剖成像。在这些序列中,动脉、静脉、液体和脂肪都表现为高信号。

稳态构成干扰(CISS)/FIESTA-C 序列

CISS 是一种成像较慢、三维版的 TruFISP 序列,其中由两个 true FISP 序列构成并消除带状伪影。这种三维 T2 加权成像序列可用于后颅窝薄层高分辨率成像,能在亮 CSF 背景信号中清楚显示低信号的脑神经(图 7.12)。CISS 常用于怀疑有内听道和脑桥小脑角池疾病的检查,也用于脊神经根和视神经的显示。

T2* 加权序列

多数临床使用的 T2* 加权序列与扰相 GRE 序列(如 FLASH)相关或 GRE 后激励重聚相位序列(如 FISP)相关或在其基础演变而来。第三种是 EPI 组 T2* 加权成像。通过用小翻转角、长 TE 和长 TR 使 GRE 序

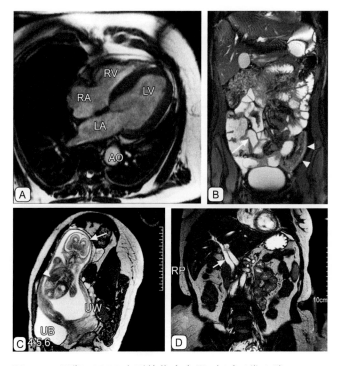

图7.11 平衡–SSFP序列的临床应用。(A)正常心脏true FISP 四腔心层面。在心腔内高信号血液的衬托下,心肌和瓣膜表现为低信号。LA,左心房;LV,左心室;RA,右心房;RV,右心室。(B) MR肠道冠状bTFE成像显示克罗恩病患者回肠末端(箭头)和降结肠肠壁增厚(三角箭头)。(C)妊娠子宫true FISP成像,清楚显示胎儿头部(箭头)、胎肝(三角箭头)、发育成熟的膀胱(UB)以及子宫壁(UW)。(D)腹部true FISP冠状位示胆总管扩张(箭头)。注意观察血管、胆管、液体以及脂肪均呈亮信号。

列产生T2*加权序列(该序列对磁敏感影响更敏感)。常见的T2*加权序列包括Gradient hemo(西门子)、

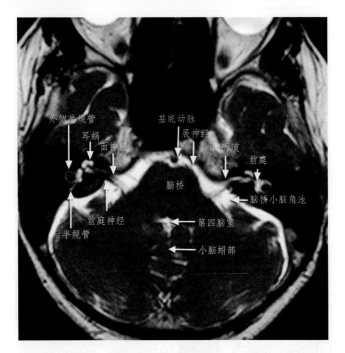

外侧半规管
耳蜗
面神经
基底动脉
展神经
内听道
前庭
脑桥
脑桥小脑角池
前庭神经
后半规管
第四脑室
小脑蚓部

图 7.12 后颅窝 CISS 序列轴位图像示在 CSF 高信号背景中脑神经表现为线状低信号结构。

MPGR（GE）和 T2-FFE（飞利浦）。这些序列可用于探测出血（图 7.13）、含铁血黄素沉积和钙化。

软骨敏感序列

这是一种基于不同 T2* 磁敏感性的特殊 GRE 序列。这些图像上由于骨小梁的磁敏感性，骨显示为低信号。而由于这些序列是 T2 加权成像，软骨显示高信号。

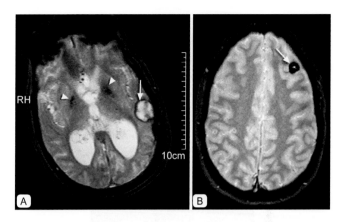

图 7.13　（A）脑部 Gradient hemo 轴位图像。左侧颞顶部可见高信号区伴周围黑环，提示存在出血（箭头）。双侧基底节可见钙化（三角箭头）。（B）脑部 T2-FFE 图像示左侧额叶海绵状血管瘤（箭头）。血液产物如慢性出血病灶导致的含铁血黄素沉积引起病变信号变暗。

这使骨和软骨之间具有良好的对比度。以下是常用的软骨敏感序列。

双回波稳态序列（DESS）（西门子）

　　DESS 结合了两种来自 FISP 和 PSIF 序列不同的图像（同 TruFISP 的区别在于 TruFISP 中两种信号是在图像形成前联合的）。DESS 同时具有 T1 和 T2 对比，因此能很好地观察解剖结构和液体。含水激励预脉冲的 DESS 序列用于关节成像，可同时显示关节软骨、骨和滑膜腔（图 7.14）。所得数据可用 MIP 和 MRP 做图像后处理。

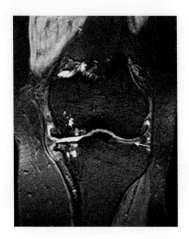

图 7.14　膝关节 DESS 冠状位示骨关节炎时内侧关节间隙出现滑膜下囊肿(亮信号)以及骨质疏松。注意外侧关节间隙关节软骨正常,表现为等信号结构(箭头)。

多回波数据图像重合(MEDIC)序列(西门子)

这是一种结合了不同 T2 加权图像的射频扰相 GRE 序列,流动伪影小、对磁敏感性和化学位移伪影不敏感,可用于任何关节的成像。它主要用于流动补偿的颈髓成像来避免颈部血管伪影(图 7.15)。

MPGR(GE)/T2-FFE(飞利浦)

GE 和飞利浦的这类 T2* 加权序列设计不完全一致,但它们成像效果相同,临床应用相似。用来检查出血、含铁血黄素沉积和钙化,也用于关节成像(图 7.16)中评估软骨情况。

总之,不同成像序列的对比度、分辨率和成像速度

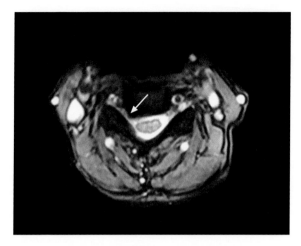

图 7.15 颈髓 MEDIC 轴位图像示右后外侧椎间盘突出,表现为低信号结构(箭头),并侵犯椎间孔。

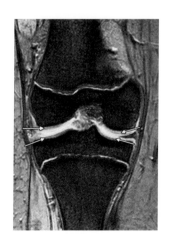

图 7.16 膝关节 FFE 冠状位图像示关节软骨表现为等信号结构(箭头)。

不同,我们需要根据临床需求和需解决的问题来使用它们。特定情况下某个序列在神经影像和体部影像的应用将在相关章节阐述。

第8章

磁共振成像伪影

与其他影像检查技术一样,磁共振成像也会产生伪影,引起图像质量显著下降,从而导致误诊。有些伪影虽然能减少到可接受范围内,但不可能完全消除。此外,新技术的出现也会产生新的伪影。本章将讨论一些常见伪影的产生原因及使其减少的方法。因为大多数伪影往往沿着特定的相位编码方向产生,所以我们介绍了产生每种伪影的编码方向。

鬼影 / 运动伪影

鬼影是图像中某些结构的重复影像,是由身体部分结构在脉冲序列相位编码方向上运动引起的位移。鬼影来源于数据采集过程中任何结构的运动(图8.1)。周期性运动如呼吸运动、心脏及血管搏动等可造成相干伪影,非周期性运动则引起弥散性图像模糊。N/2 鬼影是单次激发回波平面成像中鬼影的一个类型,表现为视野一半区域移位而引起信号强度降低的附加图像。

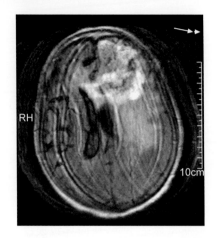

图 8.1　鬼影 / 运动伪影。沿相位编码方向（左右摆动）。箭头
表示相位编码方向。

轴向：鬼影往往出现在相位编码方向。

校正措施

1. 相位编码轴互换——改变相位编码方向

例如，脊柱矢状面成像时，由于主动脉搏动而产生
的从前到后的相位编码会引起脊髓鬼影。若采用从头
侧到足侧方向的相位编码梯度场，这种伪影就不会与脊
髓重叠。

2. 饱和带

预先采用射频脉冲使感兴趣区外产生运动伪影的
容积饱和，就能消除其产生的信号而不再有伪影。

例如，颈髓矢状位成像时，对颈椎前方食管应用饱
和带，可消除沿相位编码方向（从前到后）的吞咽鬼影

及脊髓遮盖。

　　3. 呼吸补偿

　　屏息序列可消除呼吸运动效应。减少呼吸运动伪影可通过捆绑系波纹管或利用导航预脉冲的呼吸触发实现,也可采用呼吸秩序相位编码,参见第 6 章。

　　4. 心脏运动的 ECG 门控

　　每层的数据采集均在心动周期的同一阶段进行。

　　5. 梯度磁矩归零 / 相位重聚

　　通过调整梯度而减少沿梯度运动的流动质子产生的鬼影(见第 6 章)。

混淆伪影 / 卷褶伪影

　　混淆伪影是指在图像中出现所选 FOV 以外的解剖结构影像(图 8.2)。当图像扫描视野小于需成像的解剖结构时便出现混淆伪影。因为 FOV 外邻近接收线圈的解剖结构也产生信号,一旦这些信号被接收,在信号编码过程时会被匹配到像素位置上。如果这些信号的频率高于采样限制的范围,则这些频率会匹配到 FOV 内低频区的像素上。因此,图像中出现 FOV 外结构的卷褶伪影。

　　轴向:混淆伪影可出现于任意轴向。频率编码方向发生的混淆伪影称频率卷褶,相位编码方向发生的伪影称相位卷褶。混淆伪影也可出现在三维图像层面方向。

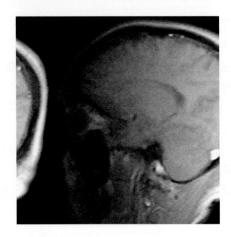

图 8.2   混淆伪影。 脑矢状位 T1 加权成像示头后部卷褶并见于图像前部。

校正措施

1. 频率卷褶

频率卷褶易于校正。利用低通滤波器滤过 FOV 外的频率。

2. 相位卷褶

增大相位编码方向上的 FOV、相位过采样技术、切换相位编码与频率编码的方向,以及利用表面线圈可校正相位卷褶。

化学位移相关伪影

由于所处的化学环境不同,水和脂肪质子的进动频率不同。水和脂肪进动频率的差异称为"化学位移",

用百万分之一（ppm）来表示。水质子比脂肪质子的进动频率约高 3.5ppm，相当于在 1.5T 设备中水质子的进动频率比脂肪质子的进动频率高 220Hz。化学位移是 MR 波谱成像的基础，但同时也是 MR 成像伪影的根源。

两种与化学位移相关的伪影：①化学位移配准不良伪影（图 8.3）；②化学位移干扰（同相位 / 反相位）（图 8.4）。见表 8.1。

截断伪影

截断伪影也称边缘、Gibbs 和环形伪影。

截断伪影表现为贯穿高信号区的低信号带（图

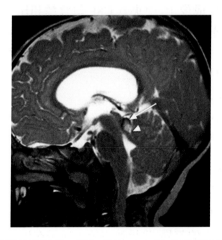

图 8.3　化学位移伪影。 脑矢状位 T2 加权成像示顶盖脂肪瘤，其上缘表现为黑色暗带（箭头），下缘为白色亮带（三角箭头），属 1 型化学位移。

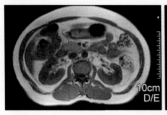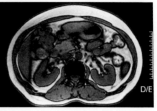

图 8.4　1.5T MRI 扫描仪上正常同反相位成像,同相位图像(A) TE 为 5ms,反相位图像(B)TE 为 2.4ms。由于体素内水和脂肪质子相互干扰引起的零相位化,使反相位图像中肾脏、肝脏及肌肉周围出现黑色暗带。

8.5)。这种伪影是由于数据采样不足所致,图像中表现为高、低信号交界区信号强度失准。它可以在狭长的解剖结构中产生误导,如脊髓或椎间盘。例如在颈椎矢状位 T1 加权成像上,中央管 CSF 与脊髓相比呈黑色,这可能会误认为是脊髓空洞症,这种伪影称为 Gibbs 伪影。截断伪影也可表现为信号强度变化较大区域的边缘平行和相邻的亮或暗线。

　　轴向: 相位编码方向。

　　同轴向: 增加相位编码次数;例如用 256×256 矩阵代替 256×128 矩阵。

磁敏感伪影

　　磁敏感伪影是指物质可被磁化的能力。不同组织磁敏感性上的差异,将导致组织中质子在进动频率及相位上的差异,使这些组织交界面上因相位离散而信号丢失。例如,软组织和空气之间的磁敏感性差值约为

表8.1 两种与化学位移相关的伪影区别

	化学位移配准不良	化学位移干扰
1.机制	接收带宽的频率宽度必须包含整个FOV。如果带宽是 ±1.6kHz 即 32 000Hz，且频率编码步骤为256，则 FOV 频率编码方向上每一像素的频率宽度为 125Hz/pixel（3200/256）。1.5T 设备水和脂肪质子的化学位移为 220Hz，因此相邻水和脂肪质子存在 1.76 个像素的移位（220/125），即化学位移伪影	因为在 1.5T 设备中，水质子的进动频率比脂肪质子约快 220Hz，它们每隔 4.5ms 多完成一次进动。所以在特定时间脂肪和水质子同相位，其他时间反相位。1.5T 设备中 TE 时间为 4.5ms 的倍数时，水和脂肪质子同相位；TE 时间在同相位 TE 时间之间时为反相位。同相位时信号相加，反相位时信号相减导致了伪影的产生
2.轴向	沿频率编码轴方向	相位编码方向，因由相位差异造成
3.伪影	皮下脂肪投影于器官内 脂肪和水交界面的黑色暗带 脂肪结构或病变一侧为黑色暗带，另一侧为白色亮带	特定器官周围同一体素内脂肪和水交界面为黑色暗带（也称印记伪影）
4.校正措施	·脂肪抑制 ·增加带宽	·采用自旋回波序列——因为 180° 重聚相位脉冲补偿了脂肪和水的相位差。因此这种伪影在 SE 序列中减少 ·在 1.5T 设备中，选用 4.5ms 的倍数作为 TE 时间，使水和脂肪同相位
5.有益效应	沿频率编码方向的化学位移是构成 MR 波谱成像的基础	同相位和反相位成像应用于检测器官或病变中的脂肪成分，如肾上腺瘤

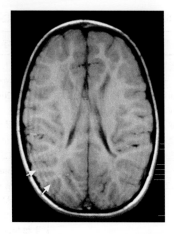

图 8.5 截断伪影。头部轴位 T1 加权成像示沿大脑边缘的黑色线样伪影（箭头），矩阵增加之后伪影消失。

10ppm，这会导致邻近含气窦腔的脑实质边缘信号丢失和扭曲。其他常见引起磁敏感伪影的原因包括金属和血肿所含的铁成分。GRE 序列较 SE 序列对磁敏感伪影更敏感（图 8.6）。在 SE 序列中，磁场非均一性所致的相位离散重聚焦产生的相位差可通过 180°脉冲补偿。

轴向：频率编码和相位编码。

校正措施

1. 使用 SE 序列。

2. 移除所有金属。

3. 若有金属物，通过增加带宽、缩短 TE、使用薄层及增加矩阵可在一定程度上减少磁敏感伪影。

4. 使用并行采集技术和放射状 K 空间采样序列也可减少磁敏感伪影,如 BLADE/PROPELLER。

有益效应

除伪影外,磁敏感性也具有好的作用,并可用于以下几方面。

1. 用来诊断出血、含铁血黄素沉积和钙化(图 8.7)。

2. 构成增强 T2* 加权 MR 灌注研究的基础。

3. 用来定量诊断心肌和肝的铁过载。

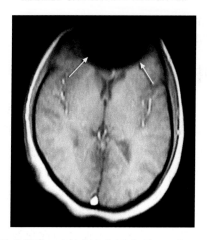

图 8.6　磁敏感伪影。脑轴位定位图中所示黑色伪影(箭头)是由 bindi(印度女性平时在前额佩戴的小贴纸)中的金属成分引起的磁敏感效应。睫毛膏也可造成相似伪影。

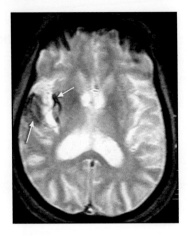

图 8.7　磁敏感效应。大脑出血轴位梯度成像示右侧外侧裂池出血,表现为暗区(箭头)。

直线和拉链伪影

　　直线:贯穿 MR 图像并规则排列的直线是由 K 空间尖峰噪声,即 K 空间不良数据点(图 8.8)造成的。射频线圈中松散的导电性和互联故障可造成尖峰噪声。扫描室内射频干扰源可能是监控装置或闪烁的灯泡。尖峰噪声的位置及其与 K 空间中心的距离决定这些直线的角度和相互距离。

　　拉链伪影:是一种沿频率编码方向交替的亮点与暗点排列所组成的线状伪影,由未经相位编码的受激回波和 RF 泄漏引起。所有的 MR 扫描室都应屏蔽(法拉第笼),以防止来自于当地广播电台或电子设备的射频进入扫描室。携带任何设备进入扫描室或法拉第笼的缺

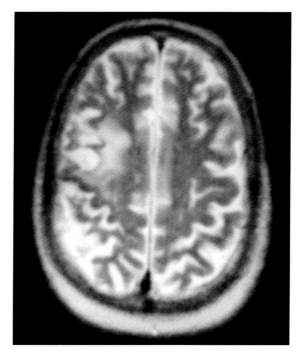

图 8.8　直线。脑轴位 T2 加权成像示与 K 空间尖峰噪声相关的贯穿图像的斜行直线。

损均可引起 RF 泄漏。

　　轴向:拉链伪影出现于频率编码方向。

校正措施

　　因为射频线圈的干扰,应定位射频泄漏的位置并校正。应移除扫描室内射频源,并可通过特定方式排列的扰相梯度移除受激回波,以此消除拉链伪影。

遮蔽伪影

遮蔽伪影是指图像中某一部分信号缺失而对比不均匀（图8.9）。原因包括使用非90°和180°射频脉冲引起患者体内质子的不均匀激励、线圈的异常负载或线圈偶联、磁场不均匀以及模拟数字转换器（ADC）的溢出。

轴向：频率和相位编码方向。

校正措施

1. 正确使用线圈。
2. 匀场以降低磁场的不均匀性。
3. 降低增益获取图像以避免ADC溢出。

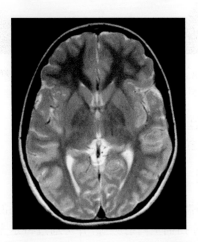

图 8.9　屏蔽伪影。脑部轴位 T2 加权成像示额叶信号减低。这是由前部线圈的装载不良（偶联）造成。

交叉激励和串话干扰

　　射频激励脉冲不呈方形,因此当射频脉冲对所选层面进行激励时,其相邻层面内的质子也可接收能量而被激励,这种能量使这些质子的 NMV 翻转到横向平面。当其再接受射频激励脉冲激发时,则没有足够的纵向磁化矢量,从而导致相邻层面信号强度降低。这种现象称为交叉激励(图 8.10)。

　　切断射频时也可产生相同效应。当射频脉冲切断后所选层面内的质子发生弛豫时,其能量释放到相邻层面,这种效应称为串话干扰。

　　轴向:层面选择梯度。

校正措施

　　串话干扰不能矫正。

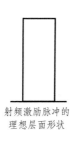

射频激励脉冲的
理想层面形状

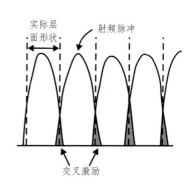

实际层
面形状　　射频脉冲

交叉激励

图 8.10　交叉激励。图解示由于激励层面呈抛物线形状,相邻层面质子也受到激励。

减少交叉激励:

1. 增加层间距;

2. 交替激励。首先激励 1、3、5、7 层,再激励 2、4、6、6(8)层,这样质子有时间进行弛豫。

并行采集技术伪影

并行采集技术中采用高加速因子或 FOV 过小可造成图像中心区的颗粒感(图 8.11)。采用低加速因子和增大扫描 FOV 能减少这种伪影。

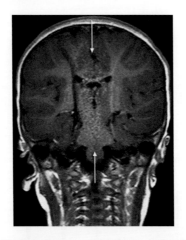

图 8.11　并行采集技术伪影。并行采集技术获取的脑冠状位 T1 加权成像示图像中心区与高加速(SENSE)因子相关的颗粒感(箭头)。

第 **9** 章

磁共振安全性

虽然还没有证据表明 MR 对人体有害,但可能会产生生物效应。应严格遵守安全预防措施,以防危及生命安全。本章旨在提醒读者注意 MR 一些潜在的生物效应,而且必须严格遵守安全预防措施来避免不良反应的发生。这些安全措施根据发表在 AJR 2002;178:1335-1347,并在 AJR 2004;182:1111-1114 和 AJR 2007;188:1-27 上更新的"美国放射学院 MR 安全性白皮书"撰写的。

请注意本章所讨论的安全问题只是基于 ACR MR 安全性白皮书和教材的一些观点。无任何授权机构提供建议或指南。因此,在患者扫描的安全问题上,基于本章观点而产生的任何决策,作者均不负责。

MR 生物效应

接受 MR 检查的患者需暴露于三种不同的电磁场中:

1. 静磁场；

2. 梯度磁场；

3. RF 电磁场。

静磁场能提高皮肤温度，会导致电感应和伴随 T 波振幅增大的心脏效应，对神经元也有潜在作用。所有这些生物效应在磁场强度 <3T 时均未证实对人体无害。磁场强度 >2T 可能会引起眩晕、头痛和外周神经刺激症状。

与梯度场相关的可能效应包括心室颤动、诱发癫痫和视觉闪烁，也会产生热效应。目前使用的临床 MR 系统均未出现这些效应。

射频磁场可引起能量沉积和组织发热。特殊吸收率（SAR）是一种测量组织能量沉积的方法，单位是 W/kg。临床检查中 FDA 限制标准是 SAR<0.4W/kg，但在实验中 SAR 超过 0.4W/kg 时，并未发现临床危害或皮温和体温升高。随着磁场强度升高，SAR 值升高，因此 3T SAR 值比 1.5T 增加了 4 倍。其中，睾丸和眼睛是对温度比较敏感的器官。

噪声

梯度线圈振动可引起噪声。噪声随着占空比增大和脉冲切换增快而增大，也随着扫描层增厚、FOV 减小、TR 和 TE 缩短而增加。应当给患者提供耳塞和耳机，并有随行人员陪同。

安全相关条例

1.MR 技师 / 非 MR 技师

经过 MR 安全知识专业学习和培训,并取得机构或中心 MR 科主任认可的人员为 MR 技师。1 级 MR 技师仅学习与自身相关的安全知识,而 2 级则是对更广泛的 MR 安全问题进行培训。区域Ⅲ和区域Ⅳ应仅允许 MR 技师进入。

2. 区域准入权限

ACR 白皮书建议把 MR 室划分为四个区,以此来限制非 MR 技术人员进入。其中,仅区域Ⅰ允许公众进入;区域Ⅱ用来询问病史和准备工作,只有在 MR 技师的监管下患者才可以进入;区域Ⅲ限制公众进入,除了 MR 技师;区域Ⅳ是 MR 扫描室,应该位于区域Ⅲ内。未经提前筛查的非 MR 技师人员不允许进入区域Ⅲ和区域Ⅳ。

3. 患者和非 MR 技师筛查

在进入区域Ⅲ和区域Ⅳ前,MR 技师应筛查患者及其亲属有无金属或铁磁性物品。应该要求他们去除个人金属制品和设备,如手表、首饰、传呼机、移动电话、体环、避孕隔膜、经皮给药贴剂,含有纽扣、挂钩、拉链、不牢固的金属成分或金属丝线的衣物,以及含金属颗粒的化妆品,如眼部彩妆。可用手持型磁体(>1000G)筛查金属装置。怀疑眼眶内或重要器官旁有金属异物的患者应做平片筛查,若需要则行 CT 检查。眼内异物是 MR 检查的绝对禁忌证。由于金属植入物、材料或异物,可能存在的不利影响包括移位、物体感应电流、过热导致烧伤及伪影引起的误诊。患者应更换为此场合特定的服装。

4. 妊娠相关条例

MRI 采用的电磁场具有引起胎儿发育异常的潜在风险,因其可能影响胎儿发育过程中的细胞分裂。但目前几乎没有数据支持这一问题。

(1)妊娠医护人员

妊娠 MR 技师在整个孕期均可在 MR 环境中工作,但采集数据时(当序列运行时)应离开扫描室。

(2)妊娠患者

ACR 白皮书允许在任何孕周的妊娠患者进行 MR 扫描。它也建议具体分析每一个病例,判断 MR 检查获得的数据是否对患者的处理有重要影响,是否能把 MR 检查推迟到妊娠末期,以及能否用其他检查方式代替。应告知患者并填写知情同意书。

(3)妊娠时对比剂的使用

钆通过胎盘,经胎儿肾脏排泄,并可经羊水再循环数次。如果钆长期存留在羊水中,则可从它的螯合物中解离出来。ACR 白皮书建议妊娠患者不应注射 MR 对比剂。但可根据风险 - 效益分析具体分析病例后决定。

(4)哺乳患者对比剂的使用

钆可通过人类乳汁排出体外。注射对比剂后应挤出并丢弃母乳,且 36~48 小时内不应给婴儿哺乳。

5. 动脉瘤夹和止血夹

临床应用的夹子大多具有铁磁性,是 MR 检查的绝对禁忌证。只有植入前已检测是非铁磁性的且由钛材料制造、相关医生有文件记载的动脉瘤夹携带者，才可进行 MR 检查。虽然在特定的静磁场强度中，动脉夹或其他植入物行 MR 检查是安全的，但这并不能作为它具有 MR 安全兼容性的充分证据。静磁场和梯度磁场的变化可造成下次不良反应的出现。

6. 牙科装置及材料

此类器材位移概率较小，所以不是 MR 检查的禁忌证。但是它们造成的伪影是成像中存在的问题。

7. 心脏瓣膜

大多数人工瓣膜具有可测量到的偏转力，然而与心脏跳动所施加的力相比却是相当微不足道的。因此，植入人工瓣膜的患者可以安全地进行 MRI 检查。

8. 血管内钢圈、过滤器及支架

这些器材通常在植入 4~6 周后与血管壁紧密相贴，因此在 6 周后几乎不可能移动。这时患者可安全进行 MRI 检查。

9. 眼植入体

眼植入体可能会引起不适和小损伤，应当做风险－效益分析。

10. 骨科植入物、材料和设备

目前临床使用的此类器材大多数是由非铁磁性材料制作，因此可安全进行 MRI 检查。但如果位于感兴趣区，则引起的伪影是 MR 成像中存在的问题。

11. 人工耳蜗

人工耳蜗是 MR 检查的绝对禁忌证。

12. 弹丸、子弹及弹片

应具体分析这类异物与重要神经、血管或软组织结构的距离来决定是否行 MR 检查，还应当采集详细病史及平片以充分评估其可行性。

13. 阴茎植入物和人工括约肌

虽然阴茎植入物可引起患者不适，但却是 MR 检查的相对禁忌证。人工括约肌是绝对禁忌证。

14. 起搏器

心脏起搏器是 MR 检查的绝对禁忌证。当携带心脏起搏器的患者进行 MR 检查时有可能发生起搏器的位移和损坏、程序改变、电磁干扰和纤维化。虽然最近有报道起搏器患者可安全进行扫描，但是仍然缺乏经验。

15. 血管通路开口

简单的开口位移不明显，因此不是禁忌证。但是具有电子激活和程序的开口是严格禁忌证。

16. 患者监护和急症

目前，监护装置如脉搏血氧仪、呼吸机等具有 MR 兼容性并可在扫描室安全使用。这些装置应该尽可能远离磁体。尽管在紧急情况下使用这些设备是首选方法，但患者必须尽快转移出扫描室并开始复苏。

预防措施

1. 筛查患者及其随从人员携带的金属物品。由于磁性吸引力强，金属物品会形成子弹样作用，进而会危及生命。

2.确保电线和线圈绝缘性好,且与患者身体无接触,因为它能引起烧伤,患者身体也不应该接触磁体。

3.避免回路形成:脉搏血氧计、ECG 导联等装置的电线绝不能形成回路。回路形成可引起感应电流和烧伤,甚至身体某一部分如交叉的手臂或腿部回路形成能构成一个传导回路,从而引起感应电流。

4.在紧急情况下首选方法是尽快把患者转移出扫描室并开始复苏。

5.扫描室门上应该标记有严格禁止带入扫描室的物品图片。

绝对禁忌证

1.体内心脏起搏器

2.植入的心脏除颤器

3.人工耳蜗

4.神经刺激器

5.骨生长刺激器

6.电控药物注射泵及血管通路开口

7.眼内异物

8.非钛材料的动脉瘤夹

第**10**章

磁共振对比剂

在 MR 成像初期,由于其固有对比度而认为无需注射对比剂,但随后发现对比增强提高了疾病检出、轮廓及定性的价值,并增加了阅片的可信度。现在快速序列与对比剂相结合,使通过评定其增强方式来评估快速生理过程如灌注和动态研究成为可能。本章讨论 MR 对比剂类型、作用机制、特性及安全问题包括肾源性系统性纤维化(NSF)。

MR 对比剂分类

1. 肠外注射对比剂
2. 口服对比剂
肠外注射对比剂可根据弛豫率和磁敏感性进行分类。

根据弛豫率分类

1. 阳性对比剂(T1 对比剂)
此类对比剂影响组织的 T1 弛豫。对比剂积聚处组

织 T1 弛豫时间缩短,从而 T1 加权像信号增强,因此称
为阳性对比剂。例如钆、锰福地吡三钠。

2. 阴性对比剂(T2 对比剂)

此类对比剂影响组织的 T2 弛豫。对比剂积聚处组
织 T2 弛豫时间缩短,导致 T2 加权成像中组织信号降
低。例如氧化铁颗粒、钆(高浓度)。

根据磁敏感性分类

1. 顺磁性对比剂

钆是一种顺磁性对比剂,通常是阳性对比剂,但高
浓度时引起 T2 缩短,导致组织 T2 加权成像信号降低。
当顺磁性对比剂开始通过脑血管床时,造成局部 T2 缩
短,从而 T2 加权成像信号强度降低。此效应应用于灌
注研究。

2. 超顺磁性对比剂

此类对比剂属于阴性对比剂,引起质子零相位化,
从而导致 T2 缩短且信号丢失。举例,氧化铁(Fe_3O_4),
如超顺磁性氧化铁(SPIOs)和超小型超顺磁性氧化铁
(USPIOs)。

MR 对比增强机制

X 线成像方式如透视和 CT 扫描,对比度主要与一
个因素有关,即组织或对比剂的电子密度所造成的 X
线衰减程度。在 MR 成像中,对比增强受多种因素影
响,如对比剂的自旋密度、弛豫率(T1、T2)、磁敏感性、

弥散和灌注。

　　弛豫率:顺磁性离子通过偶极－偶极弛豫水质子的弛豫增强。激发质子受其邻近激发质子或电子影响的现象,称"偶极－偶极相互作用"。这种偶极－偶极相互作用影响水分子转动扩散和平移扩散,从而导致水分子弛豫。靠近顺磁性离子的水分子数量越多,距离越近,弛豫越大。

钆

　　钆(Gd)是一种镧系的稀土金属,原子序数为64。游离 Gd 离子体内聚集而不被排出,具有毒性。因此,Gd 离子与螯合物如 DTPA 结合,以使其全部快速地经肾排出。

　　Gd 能引起积聚处组织 T1、T2 弛豫改变。它能提高 T1 弛豫,引起 T1 加权成像高信号(图 10.1)。如果钆螯合物大量聚集并超过阈值时, T1 加权成像呈低信

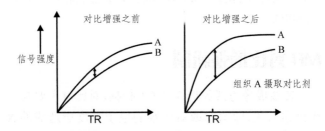

图 10.1　对比增强前后 T1 曲线。组织 A 摄取钆导致 T1 缩短,信号强度增加。短 TR 时,组织 A 与 B 之间信号强度差异增大,从而对比度增加。

号（图 10.2）。Gd 的 T1 效应在临床实践中应用越来越广泛；而使 T2 加权成像信号减低的 Gd T2 效应常不显著，因此与临床应用无关。但由于 Gd 开始通过血管床时能使 T2 加权成像信号减低，其磁敏感效应（而不是弛豫率）应用于 MR 灌注成像。

钆

原子序数 64

顺磁性对比剂

缩短其积聚处组织 T1、T2 弛豫时间

T1 加权成像信号增高，T2 加权成像信号减低（阴性）

常规剂量：0.1 mmol/kg

半数致死剂量（LD_{50}）：6~30 mmol/kg

总不良反应发生率：3%~5%

渗透压

离子型：钆喷酸葡胺 1960 mmol/kg

非离子型：欧乃影 789 mmol/kg

普络显思 620 mmol/kg

钆螯合物

螯合物是一种对金属离子具有高亲和力的物质。它们与金属离子结合，减少其毒性，并促进其从体内排出。钆能与多种螯合物结合，如 DTPA、DOTA 和 BOPTA，从而减少其毒性并促进从体内排出。这些钆类化合物 / 对比剂呈线形或大环（环状）的结构。一般

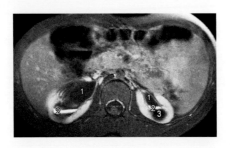

图 10.2　腹部轴位对比增强后 T1 加权成像示双侧肾盂扩张,其中排泄的对比剂分三层。1. 含有少量钆的尿液; 2. 中等量的钆; 3. 病变部位大剂量钆引起信号变暗。

来说,大环化合物稳定性更高,如钆与螯合物结合的稳定时间较长。离子型钆类对比剂的稳定性较非离子型对比剂更高。

　　一些钆螯合物,如钆贝酸盐(莫迪斯)和钆塞酸盐(普络显思 /Eovist),部分经肝胆系统排泄。这类对比剂可用来评估肝胆疾病,称为肝胆特异性对比剂。见表 10.1。

不良反应

　　Gd 的大多数不良反应较轻微,持续时间短。总的不良反应发生率为 3%~5%,包括恶心、头痛和注射部位症状。过敏性反应较罕见,有过敏、哮喘病史,以及对药物、碘对比剂及钆不良反应史的患者易发生不良反应,这些患者应采取预防措施。使用钆喷酸葡胺和欧乃影时,铁在血清中出现可逆性增加,使用钆喷酸葡胺的部分病例显示胆红素升高。相对于非离子型 MR 对比剂,

表10.1　钆类对比剂

类型	化学名	商品名	1.5T 设备中的 T1 弛豫时间 [L/(mmol·S)]	排泄
线形,非离子	钆双铵（Gd-DTPA-BMA）	欧乃影（GE）	4.6	肾脏
	钆弗塞胺（Gd-DTPA-BMEA）	欧得麦（马林克罗制药公司）	5.2	肾脏
线形,离子	钆喷酸葡胺（Gd-DTPA）	钆喷酸葡胺（拜耳）	4.3	肾脏
	钆贝酸盐（Gd-BOPTA）	莫迪司（博莱科公司）	6.7	96% 肾脏;4% 胆道
	钆塞酸盐（Gd-EOB-DTPA）	Eovist（拜耳）	6.9	50% 肾脏;50% 胆道
	钆磷维塞三钠	Vasovist	19.0	95% 肾脏;5% 胆道
大环,非离子	钆布醇（Gd-BT-DO3A）	盖多维斯（拜耳）	5.2	肾脏
	钆特醇（Gd-HP-DO3A）	普络显思（博莱科公司）	4.4	肾脏
大环,离子	钆特酸葡甲胺（Gd-DOTA）	多它灵（格贝尔公司）	3.6	肾脏

数据来源:Juluru K, et al.Radiographics 2009; 29:9-22.

离子型不如碘对比剂在临床使用广泛,但它们的安全性无明显差异。

肾源性系统性纤维化

这种疾病可能与肾功能不全患者注射钆类造影剂有关,罕见但具有潜在致命性。近些年来,其受关注程度远大于 MR 成像的优势。至今,一系列报道指出肾功能不全患者注射钆对比剂注射后 NSF 的发生率为 4%~5%,其中 90% 的 NSF 病例需透析治疗。但目前还没有报道显示肾功能正常患者会出现 NSF。

NSF 患者皮肤胶原沉积及纤维化,可引起皮肤增厚、紧绷、硬化及红斑。下肢受累明显,大腿受累较躯干和上肢常见,也可见全身受累,包括骨骼肌、心、肺、肾和膈肌,故将其命名为"肾源性系统性纤维化"。典型的NSF 发病时间为注射钆对比剂后几天到 3 个月。

关于肾功能损伤患者注射钆对比剂的具体建议,读者可查阅不断更新的 ACR 白皮书。在这一问题上,很多机构都有各自的政策。一般而言,对 GFR<60mL/(min·1.73m^2)的患者应行风险 - 效益分析,并尽量避免注射钆对比剂;对 GFR 在 30~60 mL/(min·1.73m^2)之间的患者注射钆对比剂时,应剂量减半,同时患者应签署知情同意书;对 GFR<30mL/(min·1.73m^2)的患者不应注射钆对比剂。

安全问题

1. 肾功能不全

NSF 中已讨论。钆螯合物能通过透析排出体外。GFR>60mL/(min·1.73m²) 的慢性肾脏疾病无需特殊预防措施。

2. 过敏 / 哮喘病史

此类患者需采取预防措施并持续监测。临床需要预防性注射氢化可的松与抗组胺药物。

3. 妊娠

钆通过胎盘,经胎儿肾脏排泄,并可经羊水再循环数次。如果钆长期存留在羊水中,则可从它的螯合物中解离出来。ACR 白皮书建议妊娠患者常规不应注射 MR 对比剂。但可根据风险 - 效益分析具体分析病例后决定。

4. 哺乳

钆可通过人类乳汁排出体外。注射对比剂后应挤出并丢弃母乳,且 36~48 小时内不应给婴儿哺乳。

其他 MR 对比剂

1. 氧化铁(Fe_3O_4)

这是一种超顺磁性对比剂,网状内皮系统(RES)吞噬后,被肝脾大量摄取。正常肝组织摄取氧化铁后,T2 加权成像上呈低信号。如转移灶等局部病变,没有 RES 细胞,因此仍表现为相对较亮的信号。

2.Mn-DPDP(锰福地吡三钠)

这是一种肝胆特异性对比剂,注射后 50% 经胆系排出,另外 50% 经肾脏排出。正常肝实质及含有肝细胞的病变在 T1 加权成像上呈阳性对比,如转移灶等无肝细胞的病变无强化而呈低信号。

3. 镝螯合物:Dy-HP-DO3A

在灌注研究(而不是常规 T1 加权成像)中的,与 Gd 螯合物相比,此类对比剂由于具有较高的 T2 弛豫率和磁敏感效应,故而效果更好。

口服对比剂

1. 阳性对比剂

例如二氯化锰、Gd-DTPA、油乳剂。肠道蠕动会引起图像质量下降。对于 MR 肠管水成像,可以采用添加或不添加钡剂或聚乙二醇溶液的山梨醇(3%)作为口服对比剂。

2. 阴性对比剂

此类对比剂可减低肠腔信号,因此可减轻因肠道运动而引起的图像质量下降。也可用于 MRCP。

例如超顺磁性氧化铁颗粒可降低磁敏感效应的信号。也可使用钡剂、蓝莓或菠萝汁(含有锰元素),以及全氟化合物来减低肠道信号。

MRI 中对比剂的作用

已证明 Gd 对比剂能明显改善病变的检出及定性。

中枢神经系统（CNS）肿瘤：对比剂能提高脑肿瘤鉴别、轮廓边缘及所侵犯结果的显示（图 10.3），这对于需手术治疗的患者是必要的。转移瘤和脑膜瘤平扫呈等信号，注射对比剂后显影明显。对比剂对鉴别治疗后肿瘤复发和坏死非常有用，尤其在采用 MR 灌注成像时。

CNS 感染：对比剂能用于病变定性及病变活性的评估（图 10.4），可鉴别急性病变与慢性病变（神经胶质增生），监测疾病进展 / 恢复。由于 CT 具有线束硬化伪影，特别是在脑膜强化中，增强 MRI 优于增强 CT（图 10.5）。

缺血性 CNS 脑病：缺血性疾病常规不使用 Gd，但它有助于起病时间和定性的诊断。梗死后一周内可见

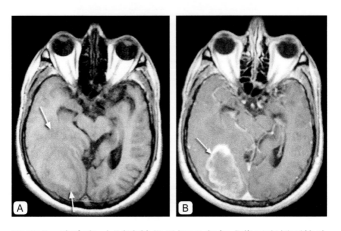

图 10.3　脑肿瘤。（A）脑轴位平扫 T1 加权成像示右侧颞枕叶区一个较大的、边界欠清的占位性病变（箭头）。（B）对比增强后图像示肿瘤边缘明显强化（箭头）。

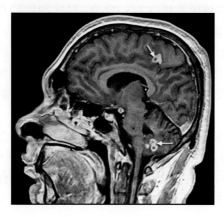

图 10.4 脑矢状位增强 T1 加权成像示多发环状强化病变（箭头），提示结核。

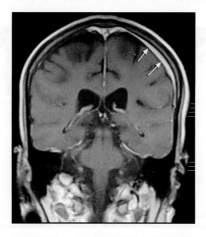

图 10.5 脑冠状位增强 T1 加权成像示左顶部脑膜增厚并强化（箭头）。

血管内强化，1~8 周内出现脑实质强化。血管内强化和脑回样强化可帮助鉴别脑梗死与其他疾病。

脊椎：脊椎手术后注射对比剂用于鉴别瘢痕和椎间盘。瘢痕是血管性结构，可出现强化，而椎间盘无强化（图 10.6）。Gd 提高了软脑膜转移瘤的显示，并可鉴别肿瘤性空洞与先天性 / 外伤性空洞。椎体转移瘤应避免使用 Gd 对比剂，因其对病变定性无价值。

体部成像：即使体部 MR 成像固有的组织对比度很高，但 Gd 有利于鉴别存活病变与坏死病变、活动性感染与肿瘤复发，以及有助于良恶性病变的鉴别诊断。Gd 已广泛应用于乳腺、肝、脾、肾和骨骼肌病变，特别是

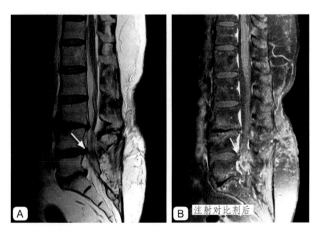

图 10.6 术后脊椎。（A）脊柱矢状位平扫 T2 加权成像示 L4-5 水平椎间盘明显突出（头），同一水平有椎板切除术的证据。（B）脊柱矢状位增强 T1 加权成像示 L4-5 水平椎间盘无强化（箭头），证实是椎间盘而非瘢痕。瘢痕可强化。

肿瘤性病变。Gd 注射过程中动态增强成像应用于肝脏及乳腺疾病的定性诊断。在心脏 MRI 中，Gd 应用于压力灌注及评估心肌存活性。

阐释原理:神经 影像学

为解读 MR 成像,除详细的解剖学和病理学知识外,必须熟悉基本的脉冲序列以及不同序列中各种组织的信号强度。本章将讨论在神经影像中各种正常结构的信号强度及不同临床情况下序列的选择。

正常信号强度

任何结构的信号强度均依赖于该结构中的质子密度(氢质子)、纵向弛豫时间(T1)、横向弛豫时间(T2)及流动和弥散效应。短 T1、长 T2 和高质子浓度的组织绝大多数表现为高信号,而低信号见于长 T1、短 T2 和低质子浓度的组织。所有这些因素决定了组织、结构或者病变在特殊序列中的显像。水为长 T1、长 T2 组织,在 T1 加权成像上呈低信号, T2 加权成像上呈高信号。脂肪为短 T1、短 T2 组织,在 T1 加权成像上呈高信号, T2 加权成像上呈稍高信号。尽管脂肪是短 T2 组织,但由于它的高质子含量而在 T2 加权成像上不呈低信号。

空气因其质子浓度非常低而在所有序列中都呈低信号。皮质骨活动质子非常少,因此在 T1 和 T2 加权成像上也呈低信号;髓质骨的显像取决于其脂肪替代程度。血管中的循环血在自旋回波序列中表现为流空(暗)效应,而在梯度回波序列中呈高信号(其机制参见第 14 章)。

钙化在 T1 和 T2 加权成像上通常都是低信号,但也有例外。蛋白类物质、正铁血红蛋白(亚急性出血)和胆固醇颗粒含量高的病变在 T1 加权成像上呈高信号。基底节的一些病变在 T1 加权图像上是高信号,包括肝细胞变性中高信号的苍白球、肠外营养中锰的沉积、多发性神经纤维瘤中的钙化及异常信号强度的聚集点(FASI)。

由于正常白质(WM)含有髓磷脂(脂质)成分,因此与灰质(GM)相比在 T1 加权成像上呈高信号。而在 T2 加权成像上,GM 含水量较多而信号强度高于 WM。垂体后叶则因含有神经内分泌颗粒而在 T1 加权成像上为高信号(图 11.1)。在 T1 加权成像上,垂体后叶亮信号的存在与下丘脑－神经垂体轴的功能状态有关。成人患者斜坡具有黄骨髓成分而在 T1 加权成像上呈均匀高信号。见表 11.1。

序列选择

通常,T1 加权成像用来了解解剖结构,而 T2 加权成像用来观察病理状态。大多数疾病伴随水肿而使 T1

表 11.1 T1 加权成像与 T2 加权成像的信号

信号	T1 加权成像	T2 加权成像
低	空气、皮质骨、结石、部分钙化、流空的血管、韧带、肌腱、伤疤	空气、皮质骨、结石、部分钙化、流空的血管、韧带、肌腱、伤疤
中等	水(中至低)、肌肉、生殖腺、脾脏、肝脏	肌肉、肝脏、胰腺、透明软骨
高	脂肪、黄骨髓、蛋白类物质如混合囊肿、血液成分(正铁血红蛋白)、黑色素、对比增强组织	水、脂肪、红骨髓、蛋白类物质、血液成分(氧合血红蛋白和细胞外正铁血红蛋白)

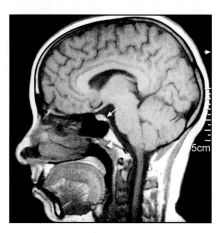

图 11.1 脑矢状位 T1 加权成像。鞍区内垂体后叶表现为亮斑(箭头),斜坡因为含黄骨髓呈均匀的高信号(三角箭头)。与灰质相比,白质信号更高。

和 T2 弛豫时间延长,因此在 T2 加权成像上是亮信号。不管摄片原因是什么,在所有脑部检查中均需采集一些基本序列,常包括轴位 T2 加权、弥散、矢状位 T1 加权、检测出血的梯度回波序列、轴位 T2 加权 FLAIR 及冠状位 T2 加权成像序列。通常从 T2 加权序列开始扫描，并根据所得图像信息做相应调整。

卒中影像

应先行弥散加权成像来显示急性脑梗死，之后梯度回波序列检查急性出血，再行快速 FLAIR 序列来显示蛛网膜下腔出血。时间飞跃 MR 血管成像用以寻找血管内阻塞 / 狭窄。如果同时存在梗死和出血，则相位对比 MR 静脉造影有利于排除静脉窦血栓形成（图11.2）。如果发生后循环卒中，则需颈部轴位 T1 加权脂肪饱和成像显示椎动脉解剖或血栓形成（图 11.3）。

肿瘤

MR 由于极好的软组织对比度及多维成像能力而成为评估脑肿瘤的最佳方法。评估脑肿瘤需静注钆对比剂。肿瘤增强提示血脑屏障破坏但不代表肿瘤血管丰富（图 11.4），肿瘤血管用 MR 灌注成像来评估。MR 灌注成像及波谱有利于：①鉴别肿瘤与非肿瘤性病变；②肿瘤分级；③指导适合的穿刺活检部位。对于室管膜瘤、髓母细胞瘤、血管网状细胞瘤、原发性脉络丛肿瘤等应行脊髓筛查来排除椎管内的"下行性转移"。

感染

与肿瘤一样，静脉内注射钆对比剂也有助于评估中枢神经系统感染。在中枢神经系统感染的诊断中，对比

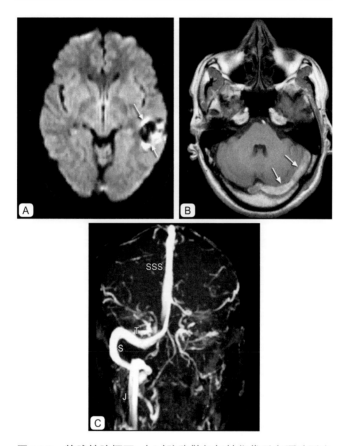

图 11.2　静脉性脑梗死。(A)脑弥散加权轴位像示左颞叶区出血性梗死灶(箭头)。(B)脑轴位 T1 加权成像示左侧横窦高信号(箭头),提示血栓形成。(C)时间飞跃(TOF)MR 静脉造影冠状位成像示正常的右侧横窦(T)、乙状窦(S)和颈静脉(J)以及上矢状窦(SSS)。由于血栓形成,左侧横窦、乙状窦和颈静脉未显示。

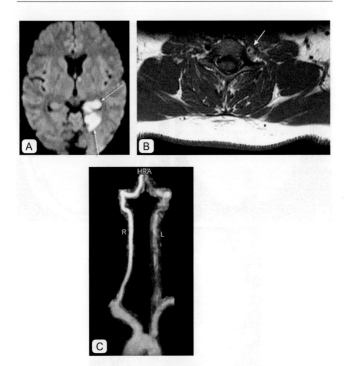

图 11.3　后循环卒中。(A)轴位弥散加权成像示左侧 PCA 区域急性脑梗死(箭头)。(B)颈部轴位 T1 加权成像示左侧椎动脉夹层(箭头)。(C)TOF MR 血管造影示左侧椎动脉夹层(L)。

增强 MR 优于增强 CT,因为它对硬脑膜强化和增厚显示更佳(图 11.5)。然而在慢性及先天性感染性病变中钙化是主要表现,因此 MR 不如 CT。

癫痫

癫痫患者大脑成像可用来排除是否是由于肿瘤或

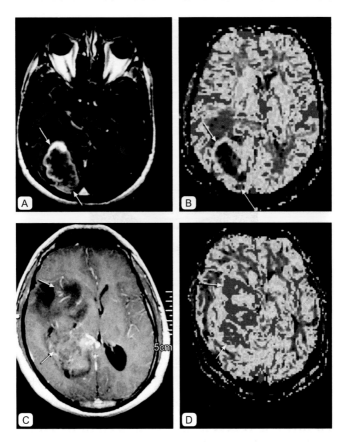

图 11.4　肿瘤血管。(A)大脑轴位 T1 增强成像显示位于右枕叶的肿瘤强化(箭头)。(B)MR 灌注 CCBV 图(与图 A 为同一患者)显示病变乏血供(箭头)。红色代表高灌注,而蓝色或暗色代表灌注较低。(C)另一患者大脑轴位 T1 增强成像显示位于右侧大脑半球明显的无强化肿瘤(箭头),导致占位效应及中线移位。(D)MR 灌注 CCBV 图(与图 C 为同一患者)显示肿瘤富血供(箭头标记的红色区域)。(图 B、D 见彩图)

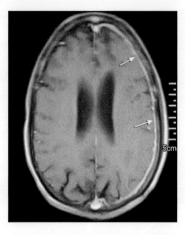

图 11.5 大脑轴位增强 T1 加权成像示左侧大脑半球脑膜强化（箭头）。

大脑皮层发育不良导致癫痫。除此之外，癫痫的中心区域位于额叶和海马，尤其是部分混合癫痫（与意识丧失有关）。海马成像应包括斜冠状位层面，这些层面基本与脑桥前面平行，从而保证双侧海马在其横断面上显示。海马是否双侧对称通过同一层面内耳蜗是否对称出现来判断。斜冠状位序列（图 11.6）包括 T2 加权、FLAIR、中等 TI 反转恢复和 T1 加权 3D GRE。FLAIR成像可显示皮质内小的致癫痫病灶和内侧颞叶硬化的信号异常。由于具有良好的灰白区分度，中等 TI 反转恢复成像可清晰显示大脑皮层发育不良和移行异常，也有益于评估海马结构。还应采用 T2 加权梯度自旋回波序列，用以观察与小血管畸形及创伤有关的微出血病灶。内侧颞叶硬化的 MR 表现包括海马萎缩、T2 加权或 FLAIR 成像上信号增强以及海马内结构丢失。

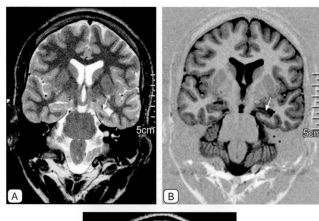

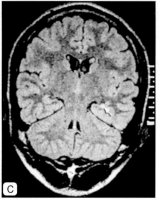

图 11.6　癫痫影像。(A)颞叶斜冠状位 T2 加权成像显示左侧海马萎缩(箭头)。左侧侧脑室颞脚增大。(B)颞叶斜冠状位中等 TI 反转恢复(IR)成像显示左侧海马萎缩(箭头)。本图具有良好的灰白区分度。(C)颞叶斜冠状位 FLAIR 成像显示左侧海马萎缩及高信号(箭头)。这些表现均提示左侧颞叶内侧硬化。

脑桥小脑角区病变

出现耳鸣、听力丧失以及眩晕的患者应行高度 T2 加权稳态序列,即 CISS/FIESTA-C 序列,显示高信号的脑脊液中低信号的颅神经。同时应行 MR 血管造影排除造成耳鸣的血管袢。静脉内注射钆对比剂来排除迷路炎以及内听道内小的强化肿瘤,如听神经瘤(图 11.7)。

脱髓鞘病变

脱髓鞘病变检查主要依靠 T2 加权成像,三个正交平面均应采集。在 FLAIR 成像上,近脑室边缘的病变因脑脊液被抑制而显示较好。矢状位 FLAIR 成像用以

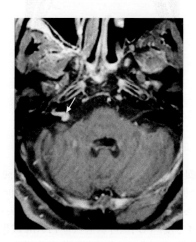

图 11.7 大脑轴位 T1 增强成像显示右侧内听道内小的强化的听神经瘤(箭头)。

显示多发性硬化的 callaso-septal 病灶和"Dowson 手指"征最佳。"Dowson 手指"征是指病灶与脑室边缘垂直（图 11.8）。同时应对视神经进行评估。脱髓鞘病变

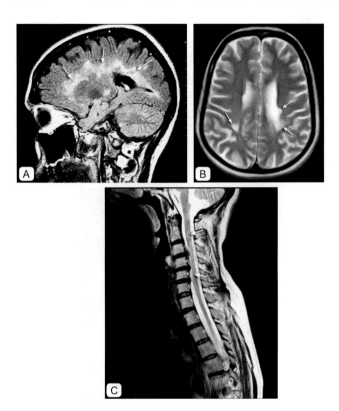

图 11.8　多发性硬化。（A）大脑矢状位 FLAIR 成像显示与胼胝体边缘垂直的多发高信号斑块（箭头），提示"Dowson 手指"征。（B）大脑轴位 T2 加权成像显示脑室周围白质多发高信号斑块（箭头）。（C）脊髓矢状位 T2 加权成像示脊髓中的高信号斑块（箭头）。

应行脊髓筛查来排除脊髓受累。多发性硬化应行对比增强显像来判断病变活动性,强化的病变常处于活动期。

创伤

  CT 是脑外伤的最佳检查方法。CT 方便、省时且应用广泛,易于显示急性出血和骨折。若行 MRI 成像,则梯度回波和 T1 加权成像在显示急性出血中具有重要作用。MR 有助于评估弥漫性轴索损伤和脑外伤后遗症(图 11.9),MR 也有助于 CT 不能确定的后颅窝病变的诊断。

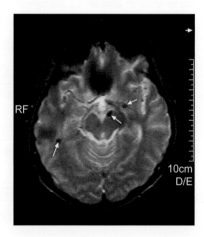

图 11.9 大脑轴位梯度血液轴向成像示该脑外伤患者脑中的小出血点(箭头),提示弥漫性轴索损伤。

儿童大脑 MRI

　　了解正常髓鞘形成的阶段非常重要。髓鞘形成是由尾侧向头侧,由背侧向腹侧,由中心到外周发展的,通常在两岁时完成。有髓鞘的白质在 T1 加权成像上呈高信号,在 T2 加权成像上低信号(图 11.10)。一般来说,由于新生儿大脑中水分含量较高而具有较长的 T1 及 T2 弛豫时间,因此在 T1 及 T2 加权序列中的重复时间(TR)延长。首先应进行可以最佳显示可疑病理的序列,例如新生儿弥散加权成像。在儿童脑肿瘤、先天畸形及新生儿缺氧缺血性脑病(HIE)(图 11.11)中, MRI 是最佳检查方法。新生儿缺氧缺血性脑病与围生期和分娩史相关,该病在早产儿主要影响脑室周围白质,而足月儿则影响灰质以及液体流动(water-shed)区域。

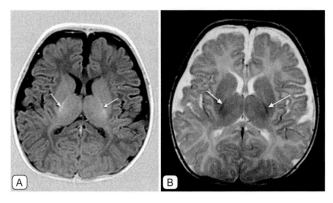

图 11.10　两个月大婴儿的正常髓鞘。(A)大脑轴位 T1 加权中等 TI 反转恢复成像示内囊后肢髓鞘呈线性高信号(箭头)。(B)大脑轴位 T2 加权成像示内囊后肢髓鞘呈低信号(箭头)。

弥散加权成像有利于显示急性 HIE，MR 波谱可评估代谢性疾病。

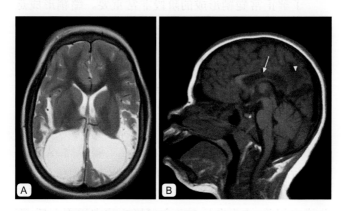

图 11.11　围生期 HIE/ 低血糖损害。（A）大脑轴位 T2 加权成像示颞枕叶严重的体积减小伴侧脑室膨胀。（B）大脑矢状位 T1加权成像示枕叶区域体积减小严重（三角箭头）伴胼胝体后部（箭头）严重萎缩。这些特点提示围生期 HIE/ 低血糖损害。

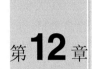

第**12**章

阐释原理：体部成像

本章主要内容包括各种组织和器官的正常信号强度，以及肌肉骨骼系统和躯体成像中的序列选择。

序列

不同结构的正常信号强度参见第 11 章。除了 T1 加权和 T2 加权成像，STIR 序列在骨骼肌肉系统和体部成像中具有重要作用。它是短 T1 反转恢复序列，且该序列中脂肪信号被抑制。绝大部分病理情况下水的含量会增加，这使得病变在 STIR 序列中显像明显（高信号）。STIR 序列几乎可应用于体部各部位成像。快速成像序列，如单次激发快速自旋回波序列以及平衡 -SSFP 序列在体部成像中发挥更大的作用，是胸部、腹部、胎儿和心脏成像的重要序列。脂肪抑制和运动（像呼吸、心脏搏动和胃肠道蠕动）补偿是体部成像的重要组成部分。

脊柱成像

在大多数 MR 中心,脊柱成像是最常进行的 MRI 检查项目。成年患者椎体内由于含有黄骨髓而在 T1 加权成像上呈高信号,T2 加权成像上呈中等至低信号。纤维环具有较低密度运动质子以及无细胞纤维组织,因此在所有序列中均是低信号(图 12.1)。髓核由于水含量较高而在 T1 加权成像上呈低信号,T2 加权成像上呈高信号。30 岁以上的成人,髓核中心在 T2 加权成像上会出现一个低信号的水平核间裂,属于正常现象。韧带在所有序列中均为低信号。与 CSF 相比,脊髓在 T1 加权成像上呈较高信号,T2 加权成像上呈较低信号。除轴位及矢状位 T1 加权(图 12.2)和 T2 加权成像,对于有椎管内病变、创伤或者骨髓异常的患者,还应行 STIR 成像检查。需要记数椎体时,应行整个脊柱矢状位 T2 加权成像。若腰痛患者的腰骶段脊柱正常,则应筛查骶髂关节,因为疼痛可能来自于此处。腰椎单次激发 FSE 脊髓成像可以在几秒钟内粗略显示硬膜囊。

静注钆对比剂有助于区分脊柱术后的瘢痕及复发的椎间盘突出。在增强早期(20~25 分钟之间),富含血管结构的瘢痕强化而间盘无强化。有时瘢痕与间盘相混合,间盘由于肉芽组织浸润也显示强化。

骨髓成像

MRI 是最敏感的骨髓成像方法。黄骨髓富含脂肪成分,在 T1 加权成像上呈高信号,在 T2 加权成像上呈

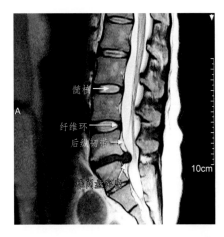

髓核
纤维环
后纵韧带
椎间盘突出
10cm

图 12.1 脊柱矢状位 T2 加权成像示 L4-5 水平椎间盘突出。 注意其他结构均有标记。

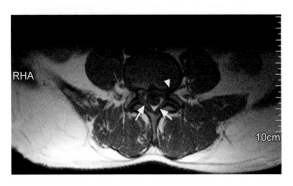

RHA
10cm

图 12.2 脊柱轴位 T1 加权成像示间盘向后外侧突出并侵犯椎间孔（三角箭头），同时存在黄韧带肥厚（箭头）。

中等至等信号。红骨髓含造血组织，在 T1 加权成像上呈等至低信号，在 T2 加权成像上呈亮信号（图 12.3）。

随着儿童的成长,从四肢骨到中轴骨,骨髓中的红骨髓逐渐被黄骨髓取代。因此成年后,红骨髓仅见于中轴骨,如椎骨、肋骨、胸骨、颅骨、骨盆以及股骨和肱骨的近干骺端。骨骺和骨突几乎不含红骨髓,但在机体发生造血危象时可在最后转变为红骨髓。因此,T1 加权成像上低信号的骨骺和骨突提示患者有严重的造血疾病。T1 加权成像有益于评估骨髓。在 T1 加权成像上,红骨髓的信号低于脂肪但高于肌肉;骨髓信号低于肌肉或椎间盘属异常现象;恶性病灶信号等于或低于红骨髓信号。STIR 和其他脂肪抑制 T2 加权成像也有益于骨髓病变的诊断。骨髓水肿在 STIR 显示最佳(图 12.4)。MRI 成像,尤其是 STIR 序列易早期发现肿瘤、感染或者微创伤累及骨髓的情况(图 12.5)。只有骨病理损害超过 30% 时才可以在平片上显示。在 T1 加权成像上,

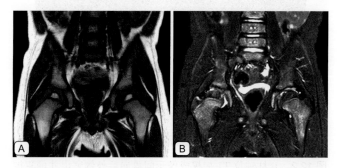

图 12.3　2 岁儿童的骨盆冠状位 T1 加权(A)和 T2 加权脂肪饱和(B)成像。 股骨骨骺由于含有黄骨髓在 T1 加权上呈高信号,而在 T2 加权脂肪饱和成像上呈低信号。股骨干骺端的红骨髓在 T1 加权上呈中等至低信号,而在 T2 加权脂肪饱和成像上是高信号。

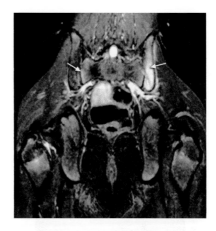

图 12.4　骶髂关节炎患者 SI 关节冠状位 STIR 成像。骨髓水肿如箭头所示。

转移性病灶表现为高信号黄骨髓背景下的低信号病变，但这不属于特异性表现，因为骨髓瘤、淋巴或者炎性病变在 T1 加权成像上也呈低信号。由于骨髓水肿和病变能被骨小梁间的高磁化率所遮挡，所以梯度回波成像不应用于骨髓成像（图 12.6）。

肌肉骨骼系统肿瘤

MRI 在评估 MSK 肿瘤的范围、分期和治疗方面起着重要作用。皮质骨、韧带、肌腱和纤维组织由于缺乏运动质子并含有无细胞的基质而在所有序列中均为低信号。肌肉在 T1 加权成像上为中等信号，T2 加权成像低信号；脂肪在 T1 加权成像上是高信号，T2 加权成像上则为中等信号。骨样基质在所有序列中均为低信号，

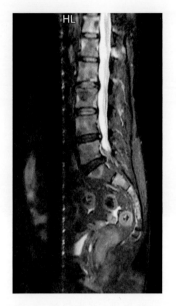

图 12.5 腰椎矢状位 STIR 成像示椎体及其后部结构多发高信号，提示该患者恶性肿瘤骨转移。

而软骨样基质在 T1 加权成像为中等信号，T2 加权成像高信号（图 12.7）。非骨性肿瘤通常在 T1 加权成像为低信号，T2 加权成像高信号。以上所述这些信号强度特点可以用来区分肿瘤，以及评估肿瘤范围和分期。T1 加权及 STIR 成像对骨髓受累显示较好。肿瘤所侵犯骨的成像范围应包括该骨及其参与组成的两端关节，这对排除跳跃性病变及制订外科诊疗计划非常重要。肌肉骨骼系统肿瘤成像需静注造影剂，这有助于勾勒病变边缘、查看是否有坏死和囊肿形成以及评估肿瘤血管。

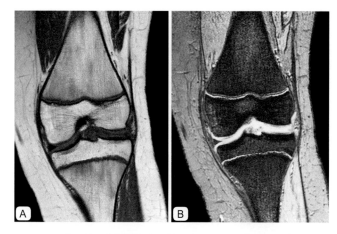

图 12.6 青少年男性膝关节冠状位(A)和 T2−FFE GRE(B)成像。 股骨和胫骨干骺端骨髓的斑片状低信号改变仅在 T1 加权成像上显示,在 GRE 成像中未显示。

关节成像

MRI 可以清楚显示韧带、软骨及关节积液,是评估关节病变的最佳成像方法,是感染、肿瘤、创伤及关节炎的最佳评估手段。除 T1 加权和 T2 加权成像外, PD、STIR 和对软骨敏感的 GRE 序列也有助于关节成像。骨髓水肿、积液和滑囊炎在 STIR 和 T2 加权脂肪抑制序列上显示最佳。质子密度成像可以清楚显示韧带和半月板。关节软骨在软骨敏感梯度回波序列上呈中等信号强度(图 12.8)。肩关节脱位复发以及髋关节股骨头坏死时行 MR 关节造影,可对关节盂唇、韧带、关节盂和关节软骨情况进行详细评估。

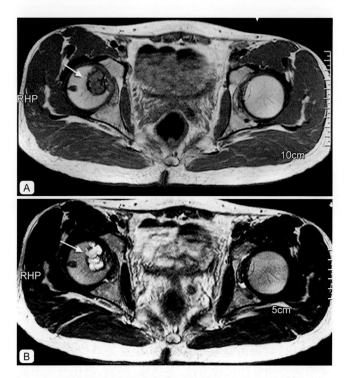

图 12.7   软骨母细胞瘤患者软骨样基质。(A)骨盆轴位 T1 加权成像示右侧股骨头的等信号病变(箭头)。(B)骨盆轴位 T2 加权成像显示同一病变因其软骨样基质而呈高信号(箭头)。

腹部成像

肝脏与脾脏相比具有较短的 T1 和 T2 弛豫时间,因此在 T1 加权成像上信号较脾脏高,而 T2 加权成像信号较低(图 12.9)。肝脏铁或铜沉积使信号变低,尤其在 T2 和 T2* 加权成像上。

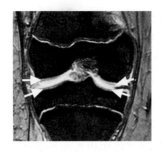

图 12.8　膝关节冠状位 T2 FFE 成像显示关节软骨呈中等至高信号(箭头)。

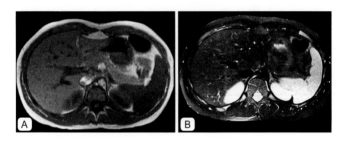

图 12.9　MR 腹部成像。腹部轴位 T1 加权 GRE 同相位(A)和 T2 加权脂肪饱和(B)成像显示肝脏信号强度在 T1 加权成像上信号较脾脏高,而 T2 加权成像信号较低。

　　磁共振胆胰管造影(MRCP)已经成为评估胆胰管树重要的无创方法。重 T2 加权序列(高 TE,在 700~800ms 以上),如单次激发 FSE 及 3D FSE 序列用于 MRCP。这些序列也可用于评估其他缓慢流动或静止液体的情况,例如 MR 尿路造影中的输尿管以及 MR 脊髓造影中的硬膜囊。

　　实质器官成像首选适当的 FSE 序列,而肠道成像采用如单次激发 FSE 及平衡 -SSFP 等快速成像序列。梯度回波稳态序列如平衡 -SSFP/True FISP 对运动不敏感,可在屏气时采集。这为评估腹部器官及血管的整体解剖形态提供了高质量的图像(图 12.10)。T1 加权 3D GRE 序列如 VIBE/THRIVE/LAVA 用于腹部器官增强前及增强后动态成像,采用这些序列可获得静注对比剂后肝脏动脉期、门静脉期和实质期的图像。

盆腔成像

MRI 在评估男性和女性盆腔疾病方面明显优于CT,是评估膀胱、前列腺和子宫肿瘤分期的最佳方式。T2 加权成像可清楚显示前列腺各带的解剖结构,中央带呈低信号而周围带呈高信号(图 12.11)。老年患者在高信号的周围带出现低信号结节则可能代表前列腺癌。

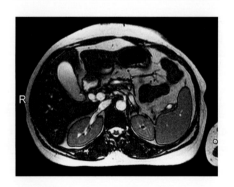

图 12.10 腹部成像。True FISP 轴位成像示血管、液体(CSF)及脂肪呈高信号。由于这种序列对体内运动不敏感且成像速度很快,因此此无运动伪影。

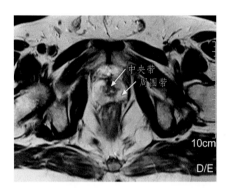

图 12.11 前列腺成像。前列腺轴位 T2 加权成像显示低信号的中央带和高信号的周围带。

T2 加权成像有助于勾勒膀胱壁的解剖结构。T2加权成像时，膀胱壁显示为高信号尿液背景下低信号的光滑结构（图 12.12）。肿瘤和膀胱周围脂肪之间线样低信号影是否可见是肿瘤分期的重要征象，可区分 T3a 与 T3b 期肿瘤。但是乳头状腔内生长在 T1 加权成像中可清楚显示为低信号尿液背景下的高信号病变。

成人子宫典型的三层结构可见于 T2 加权成像（图 12.13），这更加有助于子宫肿瘤分期。正常子宫内膜及宫腔呈高信号的中间带；中间低信号联合带代表子宫肌层内层，该层包含的子宫肌层细胞数量较多且紧凑型肌纤维的密度增加；外周中等信号区域代表子宫肌层外层。这种结构模式延续到子宫颈。但是宫颈高分辨率成像可见高信号子宫内膜带周围的低信号层，这可能代表宫颈黏膜以及展开的棕榈状襞。

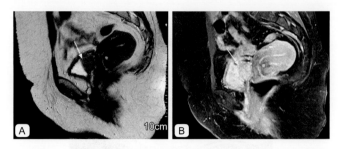

图 12.12　膀胱成像。（A）盆腔矢状位 T2 加权成像显示沿膀胱后壁生长的轮廓清晰的肿块（箭头）。（B）矢状位增强 T1 加权成像示肿块强化（箭头）。此肿块证实为膀胱平滑肌瘤。

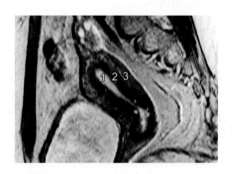

图 12.13　子宫成像。三层结构。1. 子宫内膜；2. 联合带 – 子宫肌层内层；3. 子宫肌层外层。

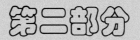

第二部分

第**13**章

3T MRI

近几年来 3T MRI 已广泛应用，并逐步确立在身体各部位成像中的重要作用。本章概述 1.5T 与 3T 之间的技术差异、安全问题、伪影以及 3T 优于 1.5T 的临床应用对比。

物理差异

1.5T 与 3T 之间的技术差异总结见表 13.1。

表 13.1　1.5T 与 3T MRI 之间的差异

参数	1.5T	3T
进动频率	63.9MHz	127.8MHz
化学位移	220Hz	440Hz
同相位 / 反相位 TE（ms）	同步：4.5、9.5、14.5…… 非同步：2.3、6.9、12……	同步：2.3、4.5、6.8…… 非同步：1.1、3.4、5.7……
磁敏感性	较 3T 低	较 1.5T 高

（待续）

（续表）

参数	1.5T	3T
磁场不均匀性	较低	难以达到均匀一致的磁场，尤其是 RF 磁场（B1）
T1 弛豫时间	较 3T 短	较 1.5T 增加 25%
T2 弛豫时间	较 3T 长	较 1.5T 减小 10%~15%
比吸收率（SAR）	较 3T 小	较 3T 增加 4 倍
信号噪声比（SNR）	较 3T 小	3T 的 2 倍

伪影

　　3T 由于磁敏感性、化学位移的增加，难以达到均匀一致的磁场，一般来说伪影比 1.5T 多。来自血管及 CSF 的流动伪影、运动伪影、化学位移相关伪影和磁敏感伪影（图 13.1）在 3T 中更常见。驻波发生在高场强中，是来自于腹壁或胸壁等高传导率梯度表面的射频反射波，使 FOV 中心和周边之间的中间区域伪影性质的信号减低。这种伪影称驻波或介电伪影，且在金属、腹水及巨腹时伪影增加。采用绝缘垫如超声偶合剂以及提高磁场均匀性可减少此类伪影。

安全条例

　　与 1.5T 相比，3T 的 SAR 增加了 4 倍。降低 SAR 的方法包括增加 TR、减小翻转角度、采用并行成像技术、应用风扇预防过热及减少饱和带的使用。3T 使体

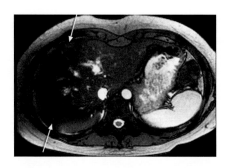

图 13.1　磁敏感伪影。3T 腹部轴位平衡 -SSFP 成像显示严重的磁敏感伪影几乎遮盖了整个肝左叶（箭头）。

内金属和植入物的潜在危险性增加。1.5T 可安全进行扫描的植入物和仪器在 3T 中则可能不安全,检测它们的 3T 兼容性非常重要。

临床应用

　　3T 的一些优势由于伪影较多而受到质疑。一般来说,高 SNR 最益于 T2 加权成像。由于 T1 增加使 T1 加权成像的 TR 值延长,而导致扫描时间略增加。正如预期那样,梯度序列磁敏感性更高。3T 成像双倍 SNR 可用来减少扫描时间或同时获得薄层高分辨率图像。

　　在脑成像中,3T 在癫痫、内耳和功能成像上有很大优势。因为对细小外周血管可视化更佳,所以 3T MR 血管造影更优越(图 13.2)。由于小胆管显示更佳,高 SNR 也益于 MRCP。在 MSK 成像中,3T 的高 SNR 可用于获得关节的薄层高分辨率图像来显示软骨和韧带。

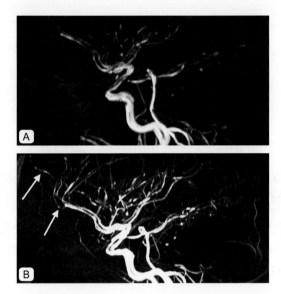

**图 13.2 血管炎患者同一天的 1.5T(A)与 3T(B)时间飞跃
MRA。** 与 1.5T 比较，3T 图像可显示更多小血管，且血管珠仅在
3T 上显示（箭头）。

第14章

磁共振血管造影

磁共振血管造影（MRA）是一项具有吸引力的评估血管的方法，无创、无辐射且无需注射对比剂即可得到MRA。本章讨论了非增强MRA的类型、原理及优缺点、一些较新的非增强MRA技术以及对比增强MRA。

MRA 类型

从广义上，MRA可分为非增强和对比增强MRA（CEMRA）。由于其可靠性和准确性，CEMRA仍是最佳方法。然而，在很多临床情况下，如评估大脑Willis动脉环，非增强MRA足以解决临床疑问。由于对应用钆对比剂造成的并发症尤其是肾源性系统性纤维化（NSF）的广泛关注，因此在这一领域中，非增强MRA正在获得重视而且更多的研究也正在进行。

非增强MRA（NCMRA）从广义上分为黑血和亮血成像。

黑血成像：这些以自旋回波序列为基础的技术使血

149

液呈黑色（图 14.1）。在自旋回波序列中，质子接收 90º 激励脉冲和 180º 重聚相位脉冲而产生信号。然而，流动血液中的质子通常不能接收到 90º 或 180º 脉冲，因此不产生信号而流动血液呈现黑色。缓慢流动的血液和血块接收到 90º 和 180º 脉冲而产生信号。

亮血成像：这些大多数以梯度回波为基础的技术成像类型中，血液呈高信号（图 14.2）。梯度回波中激励脉冲是层面选择脉冲。但是因梯度脉冲而非 180º 脉冲造成的相位重聚不受感兴趣区层厚限制，可应用于整个成像容积。因此，流动质子接收激励而相位重聚并产生信号，此过程无需考虑该质子所在的层面位置。另外，GRE 序列应用短 TR，可使实性组织在接收重复射频脉冲激发后达到质子饱和。这增加了流动血液与实性组织之间的对比，从而使 GRE 序列成为流动敏感序列。

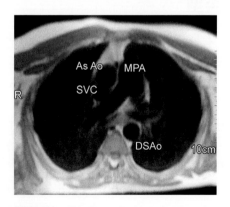

图 14.1　黑血成像。胸部轴位 HASTE（单电子快速自旋回波）成像中所有血管均呈低信号。As Ao，升主动脉；DS Ao，降主动脉；MPA，主肺动脉；SVC，上腔静脉。

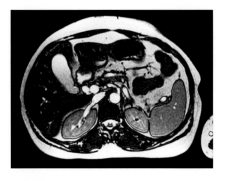

图 14.2 亮血成像。腹部轴位 Ture FISP 成像中所有血管均为高信号,这是一种梯度回波序列。

将在后文中讨论基于自旋回波序列的亮血成像技术。

非增强 MRA 技术

日常工作中广泛应用的两种基础 NCMRA 包括:

1. 时间飞跃 MRA(TOF-MRA);

2. 相位对比 MRA(PC-MRA)。

也有一些越来越广泛应用的新技术,包括 SSFP-based MRA 和 ECG-gated 快速自旋回波(FSE)MRA。

时间飞跃 MRA

GRE 序列采用短 TR,血液中质子刚流入成像层面或成像块,这时质子未被饱和(如它们具有较好的纵向磁化矢量)可以产生较好的信号。另一方面,该成像层面或成像块内实性组织中的质子由于重复射频脉冲而饱和,从而不会产生太多信号。这样血管与实性组织之间的对比增加,血管显示为亮信号。这种现象称流入增强效应,构成了 TOF-MRA 成像的基础。

TOF-MRA 的基础序列是梯度磁矩相位重聚的扰相 GRE 序列。TR 值小于实性组织的 T1 值。这使得实性组织中的质子饱和而信号降低。

因为磁场强度沿一定的梯度改变,所以沿梯度流动的质子相位也会改变。如果流动质子的相位不能维持则其信号将改变。为防止此现象发生,应调整梯度,使质子不失相位。这种技术叫作梯度磁矩相位重聚或零点技术(GMR)。

为了评估血管中动脉质子是零点或饱和,可沿静脉流动方向施加饱和脉冲。例如,颈动脉 MRA,应在成像区域的上方施加饱和带。

TOF-MRA 的不足是流动饱和及 T1 敏感性。质子流经成像区域时因接收多重射频脉冲而饱和,若血管在成像层面或成像块走行时更是如此,这导致血管信号降低。由于该序列对短 T1 组织的敏感性,短 T1 组织如脂肪的高信号则可干扰血管信号。具有短 T1 恢复时间的血液成分如正铁血红蛋白在 TOF-MRA 中也呈高信号,这使亚急性出血与流动的血液难以鉴别。

TOF-MRA 分为三种类型:

1.2D TOF;

2.3D TOF;

3.MOTSA(多层重叠薄块采集)。

2D TOF 是按层依次采集数据。2D TOF 对慢血流敏感并可覆盖大片区域,因此可用于低速血管如外周动脉以及静脉造影。另外,其分辨率低于 3D TOF。

　　3D TOF 是采集整块组织的数据。它具有高分辨率,对小血管显示较佳,通常用于高流速血流成像。但 3D TOF 中,扫描区域内质子饱和的风险较高。

　　MOTSA 结合了 2D(大覆盖区域)和 3D(高分辨率)的优点。在数据采集过程中,成像容积被分为多层重叠薄块。然后,这些成像块再组合成一个数据容积(图 14.3 和图 14.4)。

　　血管造影重建技术:TOF-MRA 获得的数据可通过 MIP(最大强度投影)或 VRT(容积再现技术)技术来得到血管重建图像。在 MIP 中,选择最大强度的像素而抑制其他像素,因此仅血管具有最大强度的像素而显像。这种技术的不足之处在于高估血管狭窄。因此,建议在评价狭窄之前认真检查原始图像(轴位图像)。

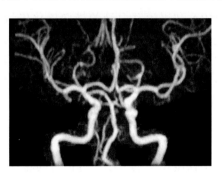

图 14.3　颅内动脉时间飞跃 MR 血管造影,冠状位投射。

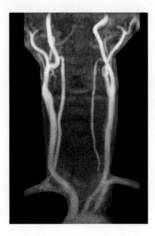

图 14.4 颈动脉和椎动脉时间飞跃 MR 血管造影，冠状位视图。

相位对比 MRA

　　PC-MRA 利用流动血液的横向磁化矢量（TM）的相位变化对流动血液进行成像。流动质子能通过如下方式产生选择性相位偏移。初始射频激励脉冲使所有质子产生相位。之后对实性组织和流动质子施加一个给定强度的梯度场，使它们在不同速率下产生位移。然后再施加第二个梯度场，其振幅和持续时间与第一个梯度磁场相同但方向相反。此时，实性组织中的质子，位移与第一个梯度场中的大小相等但方向相反而相互抵消，导致其位移为零。然而，流动质子位置已经改变，它们的位移则不会抵消。这个位移与质子位置改变或第一个和第二个梯度场施加之间质子所移动距离成正比。PC-MRA 利用这种位移来进行血管造影成像以及测量流速。

流速编码梯度施加于一个或三个方向用以获得定量信息。流速编码技术通过控制双梯度场的振幅或强度来弥补血管内预计流速。如果选择的流速编码（VENC）低于血管内流速，则会产生混叠。这使血管中心呈现低信号而更好地勾画出血管壁。VENC 的典型值有：

　　20~30cm/s　　静脉血流；

　　40~60cm/s　　较高流速血流并伴部分混叠；

　　60~80cm/s　　确定流速以及流动方向。

PC-MRA 亦可提供血流方向的信息。如果血流是从头侧向足侧编码，则来自头侧的血流呈高信号而来自足侧的呈低信号。PC-MRA 可采用 2D 或 3D 采集方式。2D 因其采集时间为 1~3 分钟，而在日常工作中应用更普遍。

表 14.1　时间飞跃 MRA 与相位对比 MRA 的比较

时间飞跃 MRA	相位对比 MRA
流入增强是 TOF-MRA 的基础	流动质子施加梯度场产生选择性位移是 PC-MRA 的基础
背景信号未完全抑制	背景信号完全抑制
具有方向依赖性，扫描平面应与血管垂直	对血流方向无依赖性
慢血流会逐渐饱和而成像效果较差	慢血流在 PC-MRA 中不会饱和而成像效果好

（待续）

（续表）

时间飞跃 MRA	相位对比 MRA
成像层面中血流显示饱和而信号较差	无成像平面饱和，对 FOV 内的血流敏感。可获得血管层面的图像
不能量化血流	可对血流进行定量测定
用于快速血液如颈动脉的颅外段	用于研究小的扭曲的颅内动静脉，尤其是流动缓慢且在成像层面内的血流（图 14.5）
对湍流敏感性较差	对湍流敏感
对 T1 敏感，可应用血管内对比剂如钆	钆不能用于 PC-MRA 成像

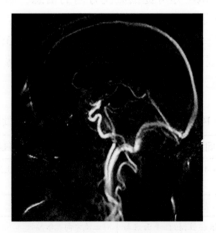

图 14.5 颅内静脉系统相位对比静脉造影，矢状位视图。

ECG-Gated FSE MRA

ECG-Gated FSE MRA 技术中血管图像在心脏舒张

和收缩期之间获得。在"心舒期"图像中,动静脉均是亮的;在"心缩期"图像中,动脉流速较快而是暗的,静脉由于流速缓慢而依旧是亮的。"心舒期"图像与"心缩期"相减,则静脉和背景的信号被减掉,剩下的亮血图像即为动脉血管造影图像。这项技术的优点包括所需时间相对较少、对低流速较敏感并可得到与血管平行的冠状面图像。该技术可能不适于心律不齐的患者,多用于外周动脉和主动脉的成像。该技术包括 FBI(新鲜血液成像,日本东芝)、NATIVE SPACE 和 NATIVE HASTE(西门子)、TRANCE(飞利浦)以及 Flow prep。

SSFP-Based MRA

平衡 -SSFP 序列是梯度回波稳态序列,该序列在三个方向上均设有平衡梯度使其具有非常高的 SNR 且对运动不敏感。这些序列叫作 TruFISP(西门子)、FIESTA(GE)和平衡 -TFE(飞利浦)。对比度由 T2/T1 决定,这使血液不依赖流量而具有非常高的信号。静脉、其他液体和脂肪在这个序列中也是高信号。因此需要某种形式的图像相减,动脉自旋标记(ASL)或反转恢复脉冲可用以实现此目的。例如包括 Time SLIP(空间标记反转脉冲,东芝)、NATIVE True FISP(西门子)和 IFIR(流入反转恢复, GE)。这些技术可用于肾动脉及其他腹部动脉成像。这些技术的不足之处在于其相当复杂的成像过程以及对磁场不均匀性的敏感性。

对比增强 MRA

　　CEMRA 常采用的序列是改进的 T1 加权扰相梯度再聚焦 GRE 序列（图 14.6）。血液、肌肉及强化的血液 T1 时间分别约为 1200ms、600ms 及 100ms。需用约 0.2mmol/kg 剂量的钆对比剂来使血液的 T1 时间短于脂肪和肌肉，而使其信号高于脂肪。CEMRA 中最重要的部分是动脉强化峰值时间，如此它将填充 K 空间的中心，来达到图像对比度。填充 K 空间中心的时间通常是 15~20s 扫描的最初 2~3s，将这 2~3s 与动脉强化峰值相匹配以得到清晰的血管造影图像。匙孔成像技术（见第 6 章）可用于 CEMRA 中来提高瞬时分辨率。时间分辨 MRA 技术包括 TRICKS（GE）和 TWIST（西门子）。

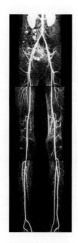

图 14.6　下肢动脉对比增强 MR 动脉造影。

第**15**章

磁共振弥散成像

弥散加权成像（DWI）是一项非常重要的成像技术，在身体各部位的各类疾病中非常有用，是大脑成像中不可分割的成像方法，并在身体不同部位成像中的作用不断扩大。本章将讨论 DWI 的原理、技术及临床应用，同时也讨论了弥散张量成像（DTI）的原理。

什么是弥散

弥散是指水分子的随机运动。水分子在空间随机扩散的过程叫作布朗运动。水分子扩散使得它们的热能消散。不同组织之间水分子运动的差异产生了扩散加权成像的对比并可用来对组织及病变进行区分。

各向同性弥散：水分子沿着任何特定方向移动的可能性与其沿着任何其他方向移动的可能性是相同的（各向同性＝在所有方向上是均衡的）。

各向异性弥散：水分扩散有特定的方向，水分子更易沿着某些方向移动。

各向同性弥散是常规 DWI 的基础，而各向异性弥散是 DTI 或示踪成像的基础。

如何获得弥散加权成像

"stejskal-Tanner 脉冲梯度自旋回波序列"是首个为了获得 DWI 的试验性序列并形成了当今所有 DWI 的基础。它在 T2 加权自旋回波序列 180°脉冲前后施加弥散梯度（图 15.1A）。当前的弥散梯度可应用不同序列，但目前通常采用含有无限 T2 的平面回波（EPI）序列。弥散加权的步骤描绘如图 15.1B。

一些术语和概念包括 b 值、弥散示踪、ADC 和 T2 透射将在下文讨论。

b 值

b 值代表弥散梯度提供的弥散加权强度，也代表序列对弥散的敏感度，单位是 s/mm^2。其大小依赖于弥散梯度的振幅、间隔及持续时间。b 值随弥散梯度强度、施加的持续时间以及间隔的增加而增加，b 值增加则水分子信号减低。在高 b 值（如 b=1000）情况下，只有具有非常高 T2 弛豫时间或水分子运动受限的组织将获得高信号。

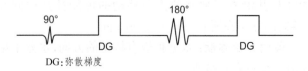

DG：弥散梯度

图 15.1A Stejskal-Tanner 序列流程图。DG，弥散梯度。

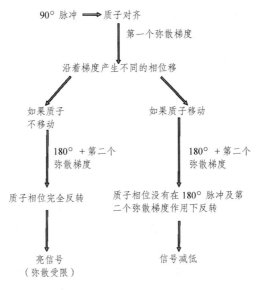

图 15.1B　弥散成像的步骤。

弥散"示踪"

各向同性弥散是常规弥散成像的基础。然而,组织中水分子的运动也存在一些各向异性,尤其是脑组织中的白质束。为了减小这种各向异性,可沿着 X、Y 和 Z 轴三个方向获得具有高 b 值(如 b=1000)的图像。沿三个轴的方向弥散改变,然后平均得到"示踪"弥散图。

ADC:表观扩散系数

表观扩散系数是测量弥散程度的方法,通过精确计算 b=0 和不同更高 b 值图像得到。随着 b 值的增加,组织信号衰减被描绘成一幅图,其中 Y 轴表示相对信号强度，X 轴表示 b 值，直线斜率即代表 ADC 值。计算机逐一处理像素并由用户单击完成获得"ADC 图"。ADC 值不依赖于磁场强度，ADC 值减小的区域（弥散受限）在弥散加权图像（DWI）上显示为高信号区域，而相同区域在 ADC 图上会变暗。ADC 图也可获得定量信息，在 ADC 图上画感兴趣区可得到该区域或组织的 ADC 值，用 mm^2/s 表示。

T2 穿透效应

组织在 DWI（高 b 值图像）图像上的信号强度不仅依赖于 ADC 值，也依赖于组织的 T2 弛豫时间。具有高 T2 弛豫时间的组织，尽管不是真正的弥散受限，但在 DWI 上是亮的。ADC 图有助于区分 T2 透射效应与实际弥散受限，实际弥散受限区域在 ADC 图上会变黑，而 T2 透射效应区域在 ADC 图上仍是亮的。另一种处理 T2 穿透效应的方法是指数图像，该图像由相同系列的 DWI 图像与 T2 加权（b=0）图像的比值得到。有些供应商（飞利浦）将这些指数图像称为 eADC。弥散受限区域在 eADC 上是亮的。

图像查看

在常规应用中，EPI 序列得到 DWI 且采集时间小于一分钟。应用预设的后处理技术可以在采集数据后立即观看几组图像。根据所采用 b 值的数目，这些图像包括 b=0 图像、高 b 值图像以及 ADC 图，b 值最高的图像即被认为是弥散加权图像。一些供应商也提供指数图（eADC）（图 15.2）。

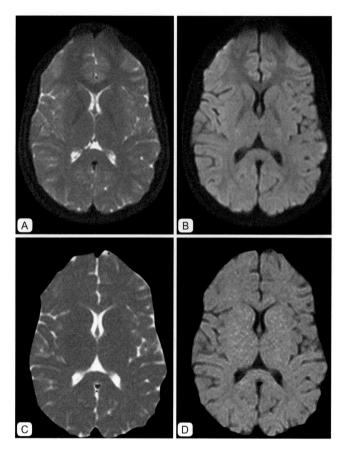

图 15.2　正常大脑的典型弥散图像。（ A ）b=0 的图像。（ B ）
b=1000 的图像（弥散加权成像）。（ C ）ADC 图（也叫 dADC）。
（ D ）指数图（也叫 eADC）。

DWI 的临床应用

神经影像方面的应用

1. 脑卒中

局部缺血组织中 Na-K ATP 酶泵失活,导致细胞外的水流入到细胞内,这叫作细胞毒性水肿。水分子从细胞外进入受限较严重的细胞内,使得这一区域弥散水分子的总量减少,该区域在 DWI 上显示为高信号,ADC图为低信号。DWI 可以在几分钟到几小时之内早期检测组织缺血。DWI 可以在其他所有图像包括 T2 加权图像都显示正常的时候,最早显示脑卒中病变,(图15.3)。当脑血流量(CBF)下降到几乎低于每分钟15~20mL/100g 脑组织时,DWI 图像显示为高信号(ADC 下降)。由于新生儿缺氧缺血损伤在早期时也会导致细胞毒性水肿,所以 DWI 在早期检测新生儿缺氧缺血损伤方面非常有用。

与细胞毒性水肿相反,血管源性水肿表示细胞外间隙液体量增加。由于细胞外间隙允许水分子的动度增加而使弥散增加,DWI 信号衰减而 ADC 图信号增加。慢性梗死在 DWI 为低信号,ADC 图为高信号(图15.4)。

2. 表皮样囊肿与蛛网膜囊肿

表皮样囊肿由角蛋白、上皮碎屑、胆固醇固体组成,这些成分起到了屏障作用或阻碍水分子扩散的作用。因此,表皮样囊肿在 DWI 图像上呈高信号。然而蛛网

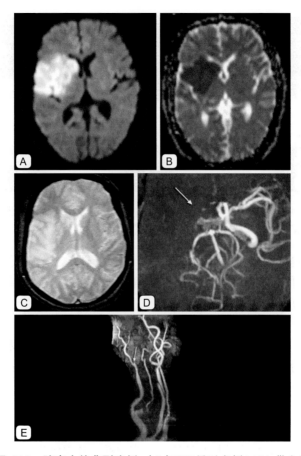

图 15.3　脑卒中的典型病例。（ A ）DWI 显示右侧 MCA 供血区的高信号。（ B ）ADC 图该区域变暗,说明是急性脑梗死。（ C ）Gradient Hemo 图像,无任何出血证据,该梗死为非出血性的。（ D ）大脑 Willis 环 TOF MRA 图显示右侧 ICA、MCA 及 ACA （箭头）血管缺如。（ E ）颈动脉 TOF MRA 图显示右侧 ICA 从起始端开始即完全闭塞。

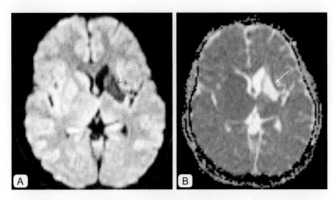

图 15.4 慢性脑梗死。左侧基底节区（箭头）的慢性梗死于 DWI 图像（A）上为低信号，ADC 图（B）上是亮的。

膜囊肿是包含脑脊液的囊肿，在 DWI 图像上不会显示高信号且信号强度与脑脊液相同。DWI 可检测残留的表皮样囊肿。

3. 脓肿和简单的囊性病变

脓肿包含浓稠液体而阻碍水分子的弥散，因此表现为弥散受限，尤其是脓肿中心（图 15.5）。囊性病变包含相对清亮的液体而不显示弥散受限。

4.DWI 在脑肿瘤中的应用

DWI 可以在细胞水平提供病变诊断的定量及定性信息，如细胞结构和细胞膜的完整性。肿瘤包含更多数量的细胞并且完整的细胞膜不允许过多水分子运动，因此在 DWI 上呈现高信号。另一方面，肿瘤包含细胞数目减少且细胞膜被破坏（如化疗）则在 DWI 上不会表现为弥散受限。DWI 可用来检测、定性以及评估肿瘤的化疗疗效。一些肿瘤如髓母细胞瘤、室管膜瘤和淋巴

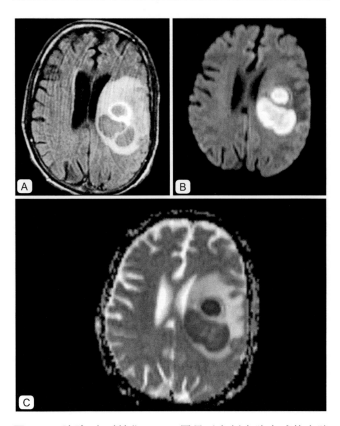

图 15.5　脓肿。(A)轴位 FLAIR 图显示左侧大脑半球的大脓肿。(B)DWI 图像显示脓肿中心部分呈高信号。(C)ADC 图，脓肿中心部分变暗提示弥散受限。细胞外间隙液体流动增加导致的周围水肿，在 FLAIR 上呈高信号，DWI 低信号，ADC 图高信号，提示弥散增加。

瘤（图 15.6）在 DWI 均表现为弥散受限（高信号）。化疗后，一些肿瘤在最初两周治疗后 ADC 值急剧增加。

这种 ADC 值的增加与死亡组织的体积相对应可被用
来评估化疗反应及预后。

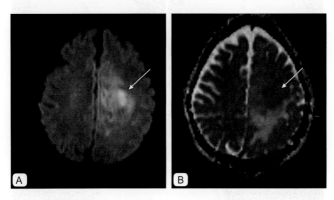

图 15.6　淋巴瘤。左侧大脑半球可见弥散受限（箭头）区域，
DWI 图像（A）呈高信号，ADC 图（B）上是暗的。这种变化证明
是原发性 CNS 淋巴瘤。淋巴瘤由于高细胞密度而显示弥散受
限。

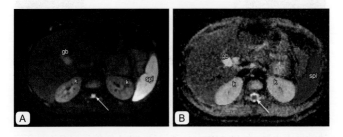

图 15.7　腹部 DWI。正常腹部的（A）弥散加权图像（b=800）和
（B）ADC 图显示胆囊（gb）及肾脏（k）的 T2 穿透效应,脾脏
（spl）及脊髓（箭头）的弥散受限。其他正常弥散受限的组织包
括淋巴结、卵巢及睾丸。

DWI 在体部成像中的应用

体部 DWI 应用是相对较新的技术。DWI 在体部成像中两个最大的障碍在于不同原因引起的运动以及各种器官的短 T2。随着技术的进步，DWI 体部成像可通过屏息、呼吸触发甚至自由呼吸（DWIBS）来实现。一般来讲，与神经成像相比，低 b 值更适用于体部成像来抵消由于短 T2 而导致的信号丢失。目前 DWI 体部成像的作用主要是肿瘤成像以及评估肿瘤疗效。最近有报道，全身 DWI 与背景抑制和自由呼吸联合可用于肿瘤及淋巴瘤的分期，并具有取代目前应用的放射技术如 PET 的潜能，该技术叫作 DWIBS（具有背景抑制的弥散加权全身成像）。最终得到的 DWIBS 图像仅显示弥散受限的结构和组织（正常或异常）。

弥散张量成像

常规弥散加权成像的基础是各向同性弥散，DTI 的基础是水分子的各向异性弥散，张量是用来模拟各向异性弥散的数学模型。

技术：MR 扫描的 X、Y 和 Z 轴从来不会在图像的每个点上都与白质束完全平行。DTI 中，图像获得至少来自于六个方向，通常是 12~24 个方向，而不是三个常规弥散方向（图 15.8）。每个像素的纯表观扩散系数由这些图像在多个方向计算得出，称为"主特征值"，主特征值是由沿真正弥散轴，即"特征值"计算得到。由主特征值组成的图像叫作弥散张量图像，可进行纤维束示踪。

应用：弥散张量测量水分子在特定方向及与该方向垂直方向上弥散时 ADC 值的大小。合成图可清晰显示白质束。因此该技术也称"纤维示踪成像"。各种用来显示纤维束方向的图像包括 FA（部分各向异性）、RA（区域各向异性）和 VA（容积比）图。纤维示踪成像有助于评估肿瘤与纤维束的关系、肿瘤侵犯纤维束和术前规划，也适于评估各种白质束的先天异常和发育不良。

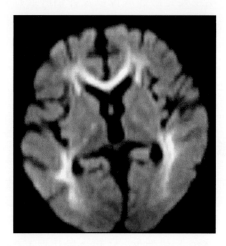

图 15.8　在一个方向（由前向后）上的 DTI 图（部分各向异性图）示胼胝体膝部及视辐射的纤维与所选方向垂直而呈高信号。这种图像通过获得 12 或 24 个方向的信息来得到示踪图像。

第 16 章

磁共振灌注成像

核医学示踪剂技术在人体组织血流量和代谢方面已进行了多年研究,且目前研究方向为正电子发射断层扫描(PET),但这些技术缺乏空间和时间分辨率以及特异性。近来应用较多的放射性方法包括 CT 灌注和 MR 灌注成像。MR 灌注成像可通过注入对比剂如钆,或不注入对比剂而应用组织自身特点来实现。本章将讨论注入对比剂钆的 MR 灌注成像原理、技术及临床应用,同时概述动脉自旋标记(ASL)技术的基本原理。

原理

灌注是指血液通过微循环从动脉端到静脉端的通路,对于组织营养的供应和代谢产物的清除都非常重要。影响特定组织的各种疾病过程可影响灌注。因此,测量灌注的改变有助于特定疾病的诊断、监测及评估疗效。

顺磁性对比剂如钆可造成其所在组织或区域的 T1 和 T2 弛豫时间缩短。T1 加权图像上 T1 弛豫时间缩短

可使组织信号强度增加或变亮，T2 或 T2* 加权图像上
T2 弛豫时间缩短会造成信号强度下降或变黑。钆对比
剂以高浓度流经微循环时，磁化率导致 T2* 弛豫时间缩
短，而使周围组织信号下降。就对比剂浓度而论，组织
每个体素中的小血管数量越多，组织信号强度下降越
大。因此，MR 灌注可检测一定区域或组织的微血管或
相应灌注情况。

采用外源性对比剂的 MR 灌注技术

　　浓度为 0.1mmol/kg 的钆对比剂（Gd）通过压力注
射器以 5mL/s 的速度静脉注入。快速 T2* 加权 EPI 序
列用来快速采集对比剂首次通过微循环时的数据。该
序列可在 1~2s 内获得覆盖整个大脑的 15~20 层图像，
且在对比剂动态注射前、之间及之后，大约需要采集 60
次这样的数据。

　　采用软件可将原始数据重建为各种颜色编码图。
由于动脉输入函数通常不进行测量，所以这些编码图是
相对图像。因此常规不计算真正的定量容积（mL 血液 /
mL 组织 / 时间）。这些图包括：

rCBV：相对脑血容量

CBF：脑血流量

TTP：达峰时间

MTT：平均排出时间

渗透率或渗漏

　　血脑屏障破坏严重的区域常见于坏死肿瘤及辐射

瘤床。由于血脑屏障破坏而导致渗透率或渗漏增加,从
而使钆对比剂(Gd)在血管外聚集。血管外 Gd 引起的
T1 增强效应占主导地位,抵消血管内 Gd 引起的 T2 信
号降低效应而引起的假性低 rCBV 值。降低渗透性对
rCBV 影响的方法包括数学校正渗透率法或 K2 图(图
16.1),或应用具有较强 T2* 效应而可忽略 T1 效应的镝
来代替 Gd。

临床应用

　　MR 灌注已在多种疾病的临床实际工作中进行研
究,如卒中、脑肿瘤、痴呆和精神疾病、偏头痛、创伤、癫
痫和多发性硬化症。下面将讨论其在临床应用广泛的
脑卒中和肿瘤评估中的作用。

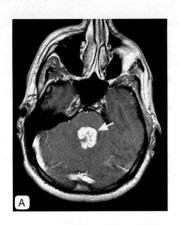

图 16.1　渗透率图。(A)脑桥可见的一增强肿瘤(箭头)。(待
续)

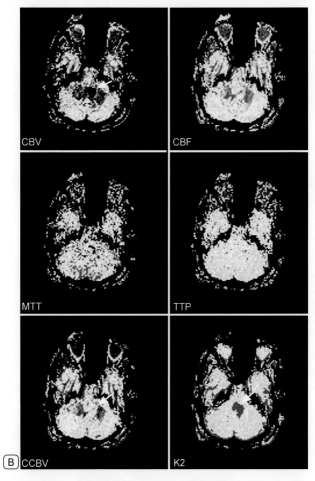

图 16.1(续)（B）灌注图：CBV 图中病变乏血供（暗），但当计算 K2 图（渗透率图）及校正 CBV（CCBV）时,病变富血供（CCBV 图呈现绿色，K2 图呈现红色）。在 K2 图上病变呈现红色的原因是由于病变破坏了血脑屏障而使渗透率增加。（图 B 见彩图）

脑卒中的 MR 灌注成像

　　脑卒中急性期称为"脑发作"，这段时期可接受溶栓药物治疗且效果明显，因此在早期 3~6 小时内检测脑缺血和可挽回组织非常重要。弥散加权成像（DWI）和灌注加权成像（PWI）联合使用在梗死早期或 T2 加权图像未出现任何异常之前检测早期缺血非常有效。PW 与 DW 之间的不匹配区代表潜在的可挽回组织（半暗带）（图 16.2，表 16.1）。

表16.1　常规对比增强与灌注成像比较

	常规对比增强	灌注成像
1. 序列	T1 加权图像	T2* 加权 EPI 序列
2. 信号改变	信号强度上升	信号强度下降
3. 机制	钆使 T1 弛豫时间减小	钆使 T2 或 T2* 弛豫时间以及磁敏感性减小
4. 检测	破坏血脑屏障使钆渗漏	钆在微血管（毛细血管）中，可提供小血管（血管分布）数量及组织灌注信息

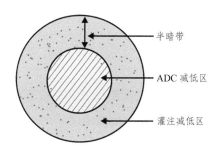

图 16.2　可挽回组织的半暗带。

PW-DW 不匹配可反映临床预后。小的不匹配区代表预后较好,大的不匹配区与预后较差以及大血管闭塞有关。

在动脉闭塞发病后早期,PWI 比 DWI 检测缺血敏感。弥散受限(ADC 值减小)常伴随整个或接近整个的灌注缺损区。尽管 rCBV 减低在组织 DWI 异常之前出现,但弥散受限仍可作为人体的一个阈值。如果灌注轻微减低,则 ADC 值可能正常。存在灌注延迟(MTT 和 TTP 提高)认为是代表组织存在风险,而 ADC 降低则代表代谢障碍。

MR 灌注成像在脑肿瘤方面的应用

MR 灌注成像有助于肿瘤分级如胶质瘤、指导组织活检以及区分治疗诱发的坏死与肿瘤复发或残余。研究证明,肿瘤血管的常规血管造影评价及肿瘤新生血管的组织学检测均与 rCBV 密切相关。rCBV 可作为肿瘤血管生成和恶性度的替代指标,并可帮助神经胶质瘤分级(图 16.3)。rCBV 有助于指导组织活检,具有高rCBV 值的肿瘤区域活检可得到良好的活检结果、增加诊断置信度。rCBV 图有助于区分治疗诱发的坏死(rCBV 降低或完全消失)与复发或残余肿瘤(rCBV 升高)(图 16.4)。

MR 灌注成像可根据测量癌周 rCBV 值来区分孤立脑转移与神经胶质瘤。转移瘤对比增强区域外围无肿瘤组织学证据,因此癌周 rCBV 不会升高。另一方面,高级别胶质瘤的癌周区域常包含血管源性水肿和血

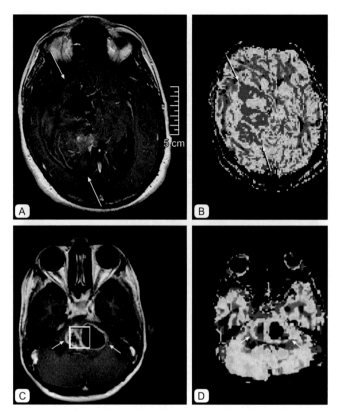

图 16.3　高级别与低级别胶质瘤。（A）大脑增强 T1 加权轴位像显示右侧大脑半球非强化肿瘤（箭头）。（B）同一患者的 CCBV 图显示该肿瘤富血供（红色），提示为高级别肿瘤。（C）另一患者的大脑增强 T1 加权轴位像显示脑桥囊实性病变,部分增强（箭头）。（D）灌注 CCBV 图中病变乏血供,提示为低级别肿瘤（箭头）。（图 B、D 见彩图）

管周围间隙肿瘤细胞浸润,这会使癌周 rCBV 增高。

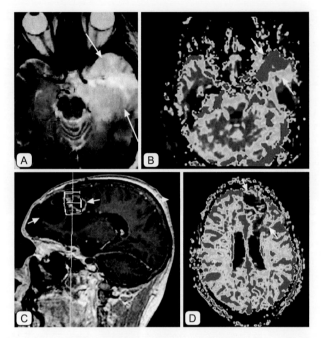

图 16.4 肿瘤复发与坏死。(A)放疗后左侧颞叶边界不清的肿瘤(箭头)。(B)CCBV图上显示图A肿瘤区域为富血供(红色),提示复发/残余肿瘤。(C)另一患者的左侧额叶孤立的已切除且放疗后的肿瘤(箭头)。(D)图C肿瘤乏血供(箭头),提示放射性坏死。(图B、D见彩图)

一些肿瘤,如淋巴瘤和髓母细胞瘤,由于细胞密度和核质比高可使rCBV减低。其他恶性肿瘤,如少突神经胶质瘤、脑膜瘤以及来自肾细胞癌和黑色素瘤的血管脑转移瘤,通常显示rCBV升高。然而,脑膜瘤可显示为rCBV值假性升高或假性降低。脑膜瘤因缺乏血脑屏障而允许对比剂快速渗漏,没有任何T2*信号损失而恢复回到基线。

MR 灌注成像可用于区分肿瘤与肿瘤样病变,如感染、梗死和肿瘤样脱髓鞘病变(TDL)。组织学上 TDL 由血管周围炎性浸润和脱髓鞘组成, TDL 在影像学和病理组织学上都难以与肿瘤鉴别。由于缺乏新生血管,此种病变中富血供效应非常罕见,因此 TDL 在 MR 灌注成像上 rCBV 不升高。

其他临床应用

MR 灌注成像亦可用于评估缺血或低灌注区的情况,如烟雾病(图 16.5)和 CNS 血管炎。

动脉自旋标记

ASL 是一种非侵入性评估组织灌注的方法,无需注入外源对比剂且无辐射。

ASL 流程见图 16.6。

动脉血液流经感兴趣区时被磁共振反转脉冲标记,质子相位改变。

延迟后标记的血液进入感兴趣层面,采集图像,叫作"标记像"。

同一感兴趣层面的第二幅图像采集时无标记的血液流入,这一图像叫作"控制像"。

标记像与控制像相减。

相减得到灌注图像,代表流入感兴趣层面的"标记的血液"。

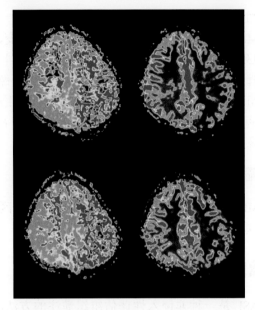

图 16.5　烟雾病。MTT 图（左侧）显示左侧大脑半球 MTT 增加。CBV 图（右侧）显示左侧大脑半球 CBV 减少。提示左侧大脑半球灌注下降。（见彩图）

ASL 包括 T1 加权成像。它信号噪声比较低，然而与 PET 相比，ASL 具有较好的空间及时间分辨率。但是低 SNR 及对异常的标记质子长传输延迟时间的低敏感性限制了 ASL 的临床应用。

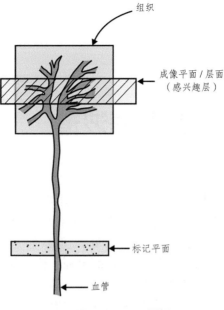

图 16.6　ASL 图解。

第17章

磁共振波谱

磁共振波谱（MRS）是磁共振一项令人兴奋的应用，用来无创地评估身体组织的多种代谢物及生化物质。这些代谢物信息可用来诊断、监测疾病并评估疗效。理论上 ^1H、^{13}C、^{19}F、^{23}Na 和 ^{31}P 原子核或自旋可用于 MRS，但当前临床主要应用 ^1H（氢）和 ^{31}P（磷）波谱。本章主要讨论广泛应用的 ^1H 或质子波谱。

基本原理

MRS 基本原理和磁共振成像相似（见第 1 章），但存在几点不同之处。

1.普通 MRI 图像由组织中所有质子信号重建得到，其中起主导作用的是水和脂肪质子。其他代谢物质子因浓度较低，对成像作用较小。

相对于常规 MRI，MRS 的目的是检测这些少量代谢物。大部分临床感兴趣的代谢物有其自身的共振信号（频率介于水和脂肪之间），只有在水质子信号被抑制的时候,这些代谢物的信号才能检测到。

2. 如何检测来自组织的少量代谢物?

化学位移是 MRS 的基础。化学环境或其周围的电子云决定了质子进动频率。水中的质子和脂肪的质子相比有不同的进动频率,在其他代谢物(如 NAA)中相同的质子与水和脂肪中的质子相比进动频率也不同。在不同的化学环境中,这种质子进动频率的变化叫作化学位移。因此,我们能通过检测质子频率而检测其化学环境,即进动质子所在的代谢物。

在匀场中,既定代谢物的质子频率=化学位移=代谢物峰的位置。

因任何质子的进动频率与外磁场强度(拉莫尔频率)直接成比例,所以化学位移(用 Hz 表示)随着场强不同而不同。为了避免混乱,化学位移用百万分比(ppm)表示,这使所有场强中每种代谢物的数值都达到一致。

由于化学位移和外加磁场对应,因此较小的化学位移在低场强时难以检测。尽管在 0.5T 及以上场强时 MRS 能显示,但是需要 1.5T 及以上的场强来分离波谱成分和提高 SNR。

3. 磁场均匀度

磁场应保持均匀,即对所有 MR 应用程序的整个范围内都应该有相同的强度。MRS 因代谢物浓度较低,需检测的化学位移小,所以比 MRI 需要更均匀的场强。由于化学位移和外加场强相关,在不均匀磁场中,较小的化学位移将被曲解,而且也将记录其不正确的浓度。

对于 MRI,均匀度达 0.5ppm 即可,但对 MRS,则需 0.1ppm。使磁场均匀的过程称为匀场。

4.MRS 没有频率编码梯度

与 MRI 相似,MRS 定位通过层面选择和相位编码梯度完成。然而,MRS 没有用到频率编码梯度来保持最佳均匀度和化学位移信息。

另一个 MRS 需要探讨的现象是自旋－自旋偶合或 J－偶合。进动频率略有不同的自旋体(质子)之间是相互作用的,例如分子中的自旋体,这促进了电子围绕在原子核周围。这种自旋－自旋作用改变了其内自旋体的共振频率。J－偶合造成波谱图上的融合峰,例如位于 1.3ppm 的双乳酸峰。

MRS 定位技术

最初,采用表面线圈定位感兴趣体积,获取代谢物信息的感兴趣体积用线圈覆盖。目前临床操作中,感兴趣体积的定位有四种方法,分别是 STEAM、PRESS、ISIS 和 CSI(MRSI)。STEAM、PRESS 和 ISIS 用于单体素(SVS)技术,CSI 是多体素(MVS)技术。

STEAM:激励回波探测法

感兴趣体积是由施加在三个正交平面的三个 90°脉冲激发。因此激发的回波信号微弱。STEAM 用于短 TE(20~30ms)波谱。

PRESS:点分辨波谱法

一个 90°和两个 180°脉冲用于三个正交平面。

具有良好的 SNR,因此信号更强。PRESS 用于长 TE
(135 270ms)波谱,不能用于短 TE。

ISIS:活体图像选择波谱分析法

三个频率选择反转脉冲应用于正交梯度,第 4 个非
选择性脉冲用于信号观察。ISIS 用于 ^{31}P 波谱。

CSI:化学位移成像法

CSI 用于多体素波谱,覆盖更大范围,能分成多个
体素。CSI 能结合成像和波谱的特征,因此也称为磁共
振波谱成像(MRSI)(图 17.1)。空间定位是通过一个、
两个或三个方向的相位编码分别得到一、二或三维的波
谱完成。代谢物图或代谢物比例图在图像上可见。

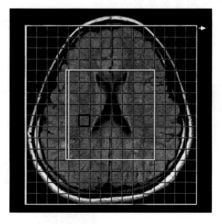

图 17.1　多体素波谱的网格状感兴趣体积(VOI)。蓝色方格 =
体素,白色方格 = 获取数据的感兴趣体积,带绿线的黄色方格 =
用网格以防止来自头皮脂肪的信号干扰。(见彩图)

MRS 采集步骤

已基本了解了 MRS,现在按步骤采集 MRS。

1. 患者定位

2. 整体匀场

场强均匀度是用接收线圈检测全部体积来优化的。整体匀场才能保证局部匀场。

3. 用于定位的 MR 图像采集

每一体素的位置图像分别从三个平面(冠状位、轴位、矢状位)获得。在日常工作中,如果患者位置不变,常规获得的 MR 图像可以用作定位(图 17.2)。

4.MRS 测量和参数的选择

TR 和 TE 是重要参数。长 TR 能改善 SNR。

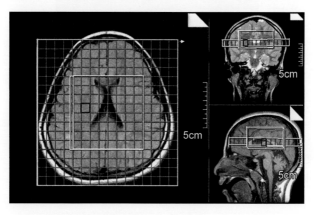

图 17.2　体素和感兴趣体积的三平面定位。注意蓝色体素在三个平面的位置。(见彩图)

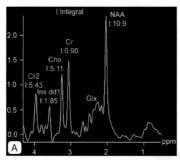

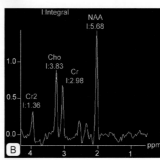

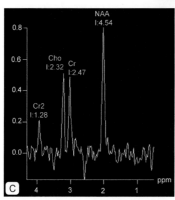

图 17.3 TE 分别为 30ms(A)、135ms(B)、270ms(C)时的正常波谱。类似肌醇和 Glx 这类代谢物波峰仅在短 TE 波谱中出现。

一般来说，TE 常取 20~30ms、135~145ms 和 270ms（图 17.3）。当 TE 超过 135ms 时，仅可观察主要的脑代谢物峰，如胆碱、肌酸、NAA、乳酸。脂质、谷氨酸、谷氨酰胺、GABA 和肌醇峰因其 T2 较短，在长 TE 时被抑制。短 TE 常用来检测这些代谢物。长 TE 时噪声较小。

5. 感兴趣体积(VOI)的选择

SVS 可用于局限性或弥漫性病变。CSI 用于需双侧对比的形状不规则的较大病灶（图 17.4）。

6. 局部匀场

这一步是指优化已选择的感兴趣体积的磁场均匀度。良好的局部匀场可使代谢物波峰变窄，波谱分辨率得到改善，以及 SNR 增加。匀场的检测指标是水峰半高宽。较满意的局部匀场是 4~10Hz。

7. 水抑制

为了显示较小的代谢物峰值，用化学位移选择脉冲

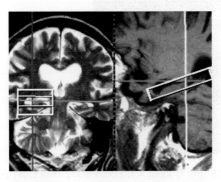

图 17.4　VOI 的放置。以阿尔茨海默病的海马为 VOI（白色框）。

（CHESS）技术抑制水峰。

8.MRS 数据采集

运用最新设备，SVS 需要 3~6 分钟，CSI 需要 12 分钟来进行数据采集。

9. 数据处理和显示

已采集的数据经处理得到波谱和波谱图。波谱零点由软件根据被称为四甲基硅烷（TMS）的特殊化合物的频率设定。

10. 数据解释

任何代谢物波峰下面积与导致出现波峰的自旋体数目直接成比例，每一代谢物的绝对值或许会随着年龄或人种而变化。图像应该基于代谢物比值及对比正常侧来进行解释。

¹H MRS 代谢物

1.NAA:N- 乙酰天门冬氨酸

波峰位置：2.02ppm。

NAA 峰由 NAAG 和谷氨酸组成。

表 17.1　主要代谢物

代谢物	波峰位置（ppm）	白质中的浓度（mmol/kg）
NAA	2.02	10 ~ 15
肌酸	3.0	8
胆碱	3.2	1.5
肌醇	3.56	5

NAA 是神经元标志物,任何引起脑组织神经元缺失或退变的损伤都能造成 NAA 降低。类似转移瘤或脑膜瘤这类无神经元的组织／病变均无 NAA。

NAA 降低见于缺氧、梗死、阿尔茨海默病、疱疹脑炎、脑积水、Alexander 病、癫痫、某些肿瘤、脑卒中、NPH、闭合性脑损伤(弥漫性轴索损伤)。

NAA 升高见于 Canavan 病(图 17.5)。

2.Cr:肌酸

波峰位置:3.0ppm,第二波峰在 3.94ppm。

Cr 峰由肌酸、$CrPO_4$、GABA、赖氨酸、谷氨酰胺组成。

Cr 作为高能磷酸盐成为 ATP/ADP 的缓冲液,并随着年龄增大而升高。

Cr 升高见于低代谢状态和创伤。

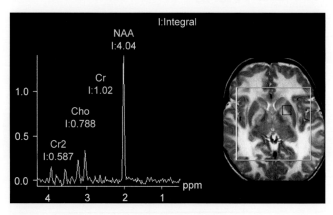

图 17.5　Canavan 病,注意已标记的升高的 NAA 峰。T2 轴位图像显示白质弥漫性高信号。

Cr 降低见于高代谢状态、缺氧、卒中、某些肿瘤。

Cr 在许多疾病中保持稳定,因此可用作参照或对照峰。

3.Cho:胆碱

波峰位置:3.22ppm。

胆碱是细胞膜磷脂的组成成分,是乙酰胆碱和磷脂酰胆碱的前体,是细胞膜完整性的标志。胆碱升高伴随着细胞膜合成增加和细胞更新加快。

Cho 升高见于慢性缺氧、癫痫、阿尔茨海默病、胶质瘤和其他肿瘤、创伤、梗死、高渗状态、糖尿病。

Cho 降低见于肝性脑病和脑卒中。

4.mI:肌醇

波峰位置:3.56ppm,第二波峰在 4.1ppm。

mI 作为渗透调节物质,是胶质增生的标志物。它既是激素敏感神经受体也是葡萄糖醛酸的前体。在新生儿占主导波峰,随年龄增大递减。

mI 升高见于阿尔茨海默病、额叶痴呆症、糖尿病和高代谢状态。

mI 降低见于肝性或低氧脑病、脑卒中、肿瘤、渗透性脑桥中央髓鞘溶解症、低钠血症。

5.Lac:乳酸

波峰位置:1.3ppm。

成对出现,在 PRESS 技术中 TE 为 135ms 时倒立,在 PRESS 其他 TE 和 STEAM 序列的所有 TE 中均为直立。在正常脑组织波谱中不会出现。

其升高常见于缺氧、肿瘤、线粒体脑病、颅内出血、脑卒中、通气不足、Canavan 病、Alexander 病和脑积水。

6.Glx:谷氨酸(Glu)和谷氨酰胺(Gln)

波峰位置：β Glx 和 γ Glx 是 2~2.45ppm，α Glx 的第二波峰在 3.6~3.8ppm。

Glu 是兴奋性神经递质，GABA 是 Glu 的产物。

Gln 起解毒作用并调节神经递质活动。

Glx 峰在脑损伤、肝性脑病和缺氧时升高。

7. 脂质

波峰位置：0.9ppm、1.3ppm、1.5ppm。

正常脑组织波谱中无显示。

急性髓鞘损伤中可见。

高级别肿瘤（反映坏死情况）、脑卒中和多发性硬化时升高。

8. 氨基酸

各种氨基酸波峰位置分别为丙氨酸（1.3~14ppm）、缬氨酸（0.9ppm）、亮氨酸（3.6ppm）。它们在短 TE 时可重复显示，并在 135ms 时反转。

丙氨酸可见于脑膜瘤，缬氨酸和亮氨酸是脓肿标志物。

9. 葡萄糖

葡萄糖出现在靠近 Cho 峰的左侧位置。糖尿病、肠外营养和肝性脑病患者中可能会升高。

10.GABA

波峰位置：1.9ppm 和 2.3ppm。

GABA 用于监测用氨己烯酸治疗肌阵挛性抽搐的儿童。

MRS 的临床应用

^{1}H（质子）MRS 可用于几乎所有的神经系统疾病。下面将讨论 MRS 在几种常见疾病中的应用。

1. 脑肿瘤

肿瘤的胆碱、乳酸、脂质峰升高，NAA 和 Cr 峰降低。

（1）MRS 用于评价肿瘤：MRS 能区分肿瘤与非肿瘤性病变。MRS 也根据代谢物比例来评估胶质瘤的等级（图 17.6）。

（2）治疗计划：MRS 可引导活检。胆碱丰富区域活检成功率较高，且能增加诊断置信度（图 17.7）。放疗范围将胆碱升高的瘤周组织包括在内，能提高生存率。

（3）治疗监测：MRS 能区分放射性坏死与残存或复发肿瘤的胶质增生。放射性坏死患者的所有代谢物峰值降低，然而复发或残存肿瘤有胆碱升高的特征性波谱（图 17.8）。

2. 新生儿缺氧

新生儿缺氧时，NAA、Cr 和 MI 峰降低，Cho 和乳酸 / 脂质峰升高。NAA、Cr 和 MI 峰进行性降低用于监测病情。作为新生儿出血原因之一的缺氧可用 MRS 判定。

3. 代谢紊乱和脑白质疾病

线粒体疾病如 MELAS（线粒体脑病乳酸酸中毒和脑卒中）和 Leighs 病中可见乳酸双峰的升高（图 17.9）。

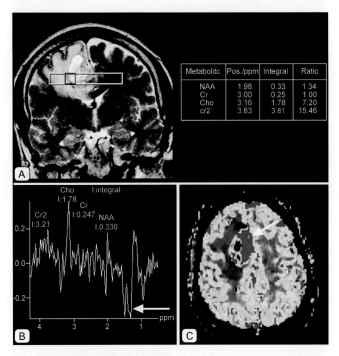

图 17.6 高级别胶质瘤。冠状位 T2 加权成像（A）显示额顶叶混杂信号肿瘤。胆碱 / 肌酸比值升高，为 7.2（A 中的表格）；波谱中胆碱峰升高（B），也可见乳酸双峰（箭头）反转。灌注成像 CCBV 图（C）显示肿瘤血供丰富（箭头）。这都提示为高级别肿瘤。（图 C 见彩图）

Canavan 病 NAA 峰升高，易于与 Alexander 病区分。

4. 脑卒中

NAA 和 Cr 峰降低，而 Cho 和乳酸峰升高。

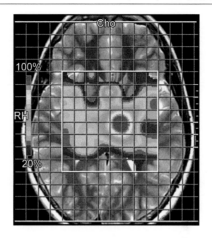

图 17.7　用于引导活检的胆碱图。 MRSI 胆碱图示胆碱高浓聚的肿瘤红色区域。高胆碱区活检能得到较好的诊断结果。（见彩图）

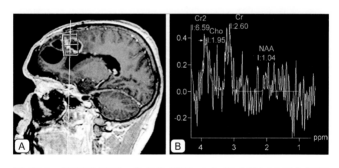

图 17.8　放射性坏死。 矢状位增强 T1 加权成像（A）示左侧额叶放疗后的肿瘤（与图 16.4C 和 D 为同一患者）。波谱（B）显示噪声较多，无明显峰值。

5. 闭合性脑损伤

在弥漫性轴突损伤疾病中，NAA/Cr 比值降低，

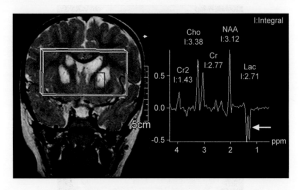

图 17.9 代谢紊乱的乳酸峰。Leigh 病患者的双侧基底节区可见高信号。注意当 TE 为 135ms 时，乳酸在 1.3ppm（箭头）的反向双峰。（见彩图）

NAA 绝对浓度增加。

6. 癫痫

受累脑叶的 NAA/Cr 值减低。MRS 可定位复杂癫痫。

7. 多发性硬化

MS 斑块 NAA/Cr 值降低，Cho/Cr 和 MI/Cr 值升高。活跃斑块显示脂质、乳酸、Cho/Cr、MI 升高。NAA/Cr 可监测病变进展。

8. 阿尔茨海默病

所有痴呆和老化脑组织中，显示 NAA/Cr、NAA 降低，Cho/Cr 升高。然而，阿尔茨海默病显示 MI/Cr 升高和 MI 绝对浓度增加。唐氏综合征的痴呆患者也有类似表现。

9. 肝性脑病（HE）

MI 和 Cho 降低，Glx 峰升高。MRS 能检测亚临床 HE。

10.HIV 和 AIDS

HIV 患者的 NAA/ Cr 稳定性降低。MRS 有助于区分淋巴瘤、弓形虫病和进行性多灶性白质脑病（PML）。

淋巴瘤：乳酸、脂质和胆碱峰升高；NAA、Cr 和 MI 峰降低。

弓形虫病：脂质和乳酸峰升高；所有其他代谢物峰值降低。

PML：Cho 峰升高,乳酸、脂质和 MI 轻度升高；NAA 和 Cr 峰降低。

11. 脓肿

脓肿与肿瘤难以区分。脓肿 MR 波谱变化包括能显示 0.9 ppm 的氨基酸峰,这些氨基酸包括缬氨酸、亮氨酸和异亮氨酸。脓肿可显示一些微生物的终末代谢产物,如醋酸、丙酮酸、乳酸、琥珀酸。

第 18 章

心脏磁共振成像

心脏磁共振成像（CMRI）使心脏显像步入了一个新时代,它具有提供评估心脏疾病所需的几乎所有信息的潜能。它为获得性和先天性心脏病提供解剖和功能信息,已经成为评估诸如 ARVD 等疾病选择的方法,还能区分缩窄性心包炎与限制型心肌病、主动脉夹层。它能准确量化心室体积和功能。CMRI 最令人兴奋的应用是评估心肌活力和灌注。本章将讨论在各种心脏条件下的 CMRI 成像技术、图像层面和作用。

ECG 门控

心电门控（ECG/EKG）对于心脏的"自由运动"图像非常重要。图像采集于在每个心动周期中的特定时期,以避免图像模糊和心脏运动伪影。ECG 门控决定图像采集时心动周期的时期。通常 R 波触发采集,但有触发延迟,数据在舒张期获得（图 18.1）。周围脉搏也可以用于控制,但没 ECG 门控有效。

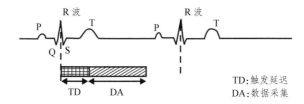

图 18.1　ECG 门控示意图。

成像序列

用于 CMRI 的脉冲序列可以大致分为黑血和亮血技术。

黑血技术

自旋回波序列显示流空的血流。这些序列包括屏息涡轮或快速自旋回波序列（TSE、FSE）、单次激发 FSE 和双反转恢复 FSE（双 -IR-FSE）序列。

亮血技术

梯度回波（GRE）序列显示亮血。用于 CMRI 的 GRE 序 列 包 括 扰 相 GRE 序 列（例 如 turboFLASH/SPGR/T1-FFE）和 稳 态 SSFP 序 列（TrueFISP/FIESTA/稳态 TFE）。稳态 SSFP 序列是 CMRI 的主要序列,应用于心脏成像的各个方面。心动周期中各个时期循环电影图像可用诸如稳态 SSFP 序列的 GRE 序列显示,从而得到快速电影成像。电影成像通过计算射血分数和心搏量来评估心室功能,还用于评估瓣膜和心室壁运动。

电影相位对比序列可分别用于测量和评估血管内及通过心脏瓣膜处血液的流速与流向。

作为一般规律,成像时首先用黑血序列,如单激发FSE序列,获得解剖信息,继而用亮血技术来评估功能异常。

成像平面

用于常规胸部成像的正交平面不适用于心脏成像,因为心长轴和身体长轴不平行。

首先采集常规轴位、矢状面和冠状位图像作为定位/追踪图像。下面介绍适合心脏研究的成像平面。

1. **垂直长轴平面(二腔心视图)(图 18.2)**

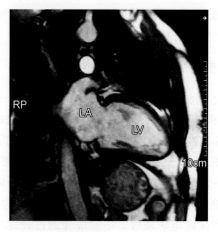

图 18.2　二腔视图。LA,左心房;LV,左心室。

根据轴位图像显示左心室（LV）的最大斜径，可以观察到左心房（LA）和左心室（LV），用于评估左心结构和二尖瓣。

2. 水平长轴平面（四腔心视图）（图18.3）

在二腔视图基础上画一条直线穿过 LA，二尖瓣和 LV 而得到四腔心视图。这一视图可评估四个腔、二尖瓣和三尖瓣瓣膜。

这一层面可获得 GRE 电影图像，从而评估二尖瓣、三尖瓣和主动脉瓣功能，以及 RV 和 LV 壁运动。

3. 短轴平面

垂直于 LV 长轴方向采集的多个横截面可视为两室视图（图18.4）。这些层面包括了心脏的基底部到心尖部。

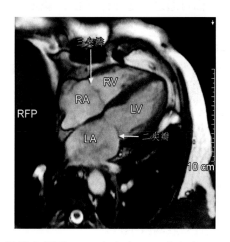

图 18.3　四腔心视图。LA，左心房；LV，左心室；RA，右心房；RV，右心室。

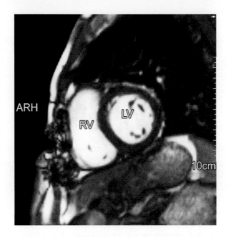

图 18.4　短轴平面。RV,右心室;LV,左心室。

　　GRE 电影图像能使收缩的心肌增厚可视化和量化。在此平面可通过后处理计算心室体积、质量和射血分数。

　　4. 五腔心视图

　　这一视图平行于 LV 尖和主动脉流出道的连线,为冠状位。除了四腔,也可显示主动脉根,即第五腔。此层面同时演示二尖瓣和主动脉瓣。

　　5.RVOT

　　RV 流出道层面。

CMRI 的临床应用

　　1. 先天性心脏病(CHD)

　　CMRI 用于了解 CHD 的复杂解剖结构并能获得超

声心动图以外的信息,不仅对 ASD、VSD 具有高敏感性和特异性,而且可通过相-速图计算分流量。利用可显示心腔解剖细节的成像平面检查大动脉转位(TGA)、动脉干、左心室双出口以及其他复杂心脏疾病。CMRI 也有助于诊断静脉和动脉系统的系统性异常(图 18.5)。针对先天性心脏疾病的各种有效治疗提高了患者生存率。CMRI 对评估复杂外科性分流和断流的数值与功能起非常重要的作用。CMRI 的主要限制是在大多数儿童需要镇静或麻醉。

2. 心脏瓣膜病

CMRI 可以显示心脏瓣膜病的存在,并量化其严重性。瓣膜狭窄或反流在亮血中显示黑色的喷流(图 18.6)。信号缺失(喷流)的持续时间或程度与动脉瓣狭

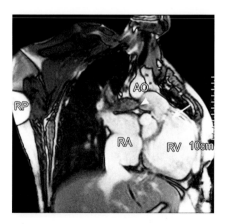

图 18.5 先天性心脏病,法洛四联症。冠状位 TrueFISP 图像显示右心室(RV)肥厚,右室流出道喷流(三角箭头)表明肺动脉瓣反流和右肺动脉狭窄(箭头)。AO,主动脉弓。

窄的严重程度相关,信号缺失的范围与二尖瓣反流的严重程度相关。利用相位对比技术可以直接测量喷流速度来评估严重程度并量化。电影 GRE 序列可用于评估瓣叶。

3. 心肌病

致心律失常型右心室发育不良(ARVD)的特点是增厚或变薄的 RV 游离壁脂肪或纤维浸润,伴室壁运动异常(图 18.7)。这些变化是年轻患者心室性心律失常和心脏性猝死的原因之一。MRI 极佳的软组织分辨能力,利于 ARVD 的诊断。RV 游离壁上的脂肪通过 T1 加权图像确定,其他发现包括室壁变薄、RV 增大和扩张、运动障碍区域、收缩时游离壁的局部膨胀、心舒期降低的射血分数和受损的心室充盈性。

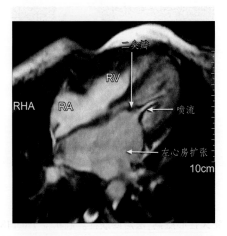

图 18.6　二尖瓣狭窄。四腔心视图显示二尖瓣狭窄、左心室的喷流和左心房扩张。二尖瓣狭窄由风湿感染引起。

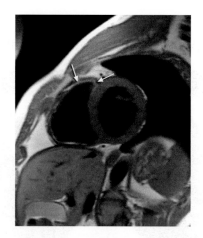

图 18.7　致心律失常型右心室发育不良。短轴视图 T1 加权成像显示右心室壁内线样高信号脂肪影（箭头）。

肥厚型心肌病：通常由超声心动图诊断。CMRI 有助于诊断局限于心尖变异以及评估 RV 受累情况。电影 GRE 序列可显示 LV 的肥大程度和范围。CMRI 也可以评估 LV 流出道梗阻及二尖瓣反流的程度。

限制型心肌病和缩窄性心包炎：这两种疾病具有相同的临床表现。鉴别两者很重要，因为缩窄性心包炎可以利用手术剥离心包来治疗。缩窄性心包炎的心包厚度超过 4mm，CMRI 能利用此特点区别这两种疾病（图 18.8）。信号缺失提示心包钙化。限制型心肌病有正常心包但心室壁增厚，CMRI 还可显示其相关的并发症，如二尖瓣反流等。这两种疾病的其他相关并发症包括扩张的 IVC/SVC、肝静脉和 RA。限制型心肌病的病因包括结节病、淀粉样变、血色沉着病、硬皮病、存储障碍和特发性限制型心肌病。缩窄性心包炎病因包括感染性、结缔组织疾病、肿瘤、肾衰竭、心脏术后和放疗。

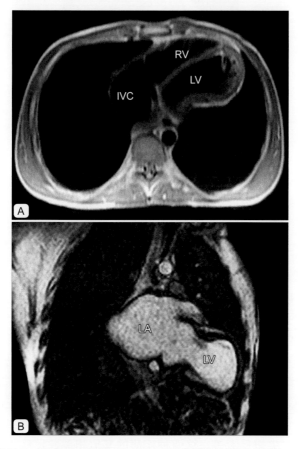

图 18.8　缩窄性心包炎。HASTE 轴位图像（A）和 T1 加权 GRE二腔心视图（B）显示体积较小的心室腔（LV 和 RV）、扩张的下腔静脉（IVC）和左心房（LA）。心包显示增厚（图片未展示）。

血色素沉着症：依赖输血治疗的疾病如重型地中海贫血中，心肌铁沉积可以用 T2 * 加权序列量化。CMRI 用于监测此类患者并评估对螯合剂的反应。

4. 心室功能

据报道，CMRI 在心脏功能评估方面比二维超声心动图更准确。CMRI 可以准确测量心室射血分数、舒张末期和收缩末期体积。这些测量通常使用软件在短轴图像上完成。所使用的稳态 SSFP 序列在血池和心肌之间有良好对比。

5. 评估冠状动脉

CMRI 仍不能很好地显示冠状动脉远端及其分支。目前磁共振成像在冠状动脉的作用包括评估冠状动脉异常、动脉瘤和搭桥是否通畅。所采用的序列是如稳态 SSFP 这类标准 GRE 序列，注入或不注对比剂均可。

6. 心肌灌注和活力

心肌灌注研究：钆对比剂在药理学应激下从静脉团注。药理学应激通过静脉缓慢注射 $140\mu g/kg$ 体重的腺苷实现。使用的序列为 T1 加权 GRE 序列，如高时间分辨率的 turboFLASH 序列。低灌注的低信号区符合缺血或梗死区域。

心肌活力：钆注入 10~15 分钟后，成像序列扫描来评估存活力。序列可以应用反转恢复 T1 加权 GRE 序列或者反转恢复稳态 SSFP 序列。反转脉冲用于抑制心肌，较暗的心肌背景能给其内的任何具有强化效应的区域提供良好的对比效果。选择适当的反转时间（T1）来抑制正常的心肌信号是很重要的。梗死区域在存活图像上显示强化或高信号,即"亮即死亡"(图 18.9)。

　　MR 存活图像解决了一个非常重要的问题:血管成形术或者搭桥术对于患者术后的血运重建是否有利。它能显示非存活心肌的范围和严重程度。最近研究表明,CMRI 判定心肌活力优于 PET。

　　7. 心脏和心包肿块

　　CMRI 是一种评估心脏和心包肿块的精确方法(图 18.10)。心腔内血栓是最常见的充盈缺损,钆剂增强可区分血栓和肿物。大部分心脏肿瘤是继发的或转移的。

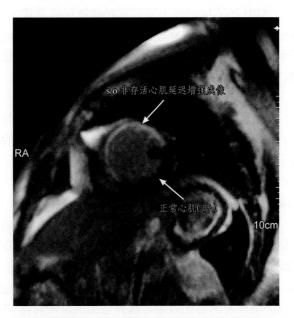

图 18.9　心肌存活。对比剂注射 15 分钟后短轴层面显示较暗的正常心肌(利用反转恢复脉冲抑制)和强化的非存活心肌。

原发性心脏肿瘤罕见,而且 80% 是良性。

8. 心包疾病

心包可以在自旋回波或 GRE 序列图像上显示。正常心包在自旋回波序列显示为线状低信号,位于高信号的心包外和心外膜脂肪之间。正常厚度是 1~2mm,超过 4mm 则认为增厚。

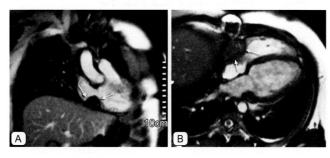

图 18.10　心脏肿块。冠状位(A)和四腔心视图(B)显示右心房内低信号肿块(箭头),可能为黏液瘤(未获得病理)。

第19章

磁共振胆胰管造影

目前,磁共振胆胰管造影(MRCP)在临床广泛应用,几乎可替代诊断性 ERCP。MRCP 可无创性显示胰胆管树影,且无需应用对比剂或接受辐射。本章将讨论 MRCP 的原理、技术及临床应用。

原理

重 T2 加权图像用以显示胆胰管树中的静态液体或胆汁。通过应用较长的回波时间(TE)来得到重 T2 加权成像,TE 的范围为 600~1200ms。在长 TE 时间内,只有具有高 T2 弛豫时间的液体或组织才可以保持信号,而具有较短 T2 的背景组织不能保持足够的信号则被抑制。

MRCP 应用的序列

MRCP 采用的两个主要序列为 3D FSE 和单次激发 FSE 序列,其他还包括平衡 -SSFP 及对比增强 T1 加权 GRE 序列。

3D FSE 序列：这一序列（第 5 章讨论过）具有高 TE，且通过在腹部捆绑波纹管或应用导航技术的呼吸触发获得。应用 MIP 重建三维数据得到胆胰管图像（图 19.1A）。这个过程耗时 4~5 分钟，若呼吸无规律则无法得到重建图像。

单次激发 FSE（SSFSE/HASTE）：这个序列采集层厚为 2~5cm，最常应用于放射状冠状面厚层扫描。这些厚层可通过应用呼吸抑制或呼吸触发技术获得。由于这些厚层仅显示导管而背景组织信息被抑制，因此无需应用 MIP 重建图像（图 19.1B）。

平衡 -SSFP（TrueFISP/FIESTA/bTFE）：该序列可通过应用呼吸抑制或呼吸触发技术获得，为运动非敏感

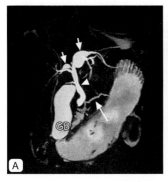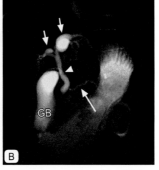

图 19.1 3D MRCP 与单次激发厚层放射状 MRCP。3D FSE 序列冠状位 MIP 图像（A）和单次激发厚层放射状 MRCP（B）显示胆总管囊肿患者肝外（三角箭头）及肝内胆管（短箭头）扩张，长箭头，胰管；GB，胆囊。

序列且大多数患者可获得高质量图像。该序列可以显示导管而不产生运动伪影,因此它为解决运动伪影问题提供一个补充序列。

对比增强 T1 加权 GRE 序列(THRIVE/VIBE/LAVA): 该序列在注入肝胆特异性对比剂如钆贝酸盐(莫迪司)、钆赛酸二钠(卜迈维斯)及锰福地吡三钠(Mn-DPDP、泰乐影)后获得。在 T1 加权图像上,这类对比剂经胆汁乳化后由胆管排出。因此,此类对比增强 MR 胆胰管造影有助于检测胆漏及显示小胆管。

促胰液素 MR 胆胰管造影(S-MRCP): 促胰液素是一种在酸刺激时由十二指肠黏膜分泌的激素,它可使胰腺分泌的水及碳酸氢根增加而使胰管扩张。静脉注射促胰液素(1U/kg),每 30 秒获得重 T2 加权图像,共采集 10 分钟。它可使胰管直径扩张至 3mm,峰值在注射后 3~5 分钟,可持续 10 分钟。S-MRCP 改善了胰管侧支的显示,因此诊断慢性胰腺炎的敏感性提高。S-MRCP 的主要应用限制在于促胰液素价格昂贵。

MRCP 的流程及技术

患者扫描前禁食 8~12 小时,避免上消化道尤其是胃及十二指肠内存在液体。如果胃内仍有液体存在,可口服钡剂或蓝莓汁来抑制。禁食也可使胆囊及胆管扩张。

检查时应先行常规 T2 加权轴位序列扫描,以整体了解上腹器官并为 MRCP 序列做准备。接下来行 3D

FSE 扫描,需 4~5 分钟,在此期间技术员可以准备其他序列。紧随其后的是单次激发厚层放射状冠状面成像,旋转轴保持在轴位图像的肝门处。在所有 MRCP 检查中,均应采用中等 TE(200~300ms)的单次激发序列获得冠状位及轴位的薄层连续(3~4mm)图像。这些图像有助于小充盈缺损的检出,如结石、小导管病变及畸形,而其他序列无法检出。应用轴位和冠状位平衡 -SSFP 及轴位 T1 加权脂肪饱和序列(胰腺)(图 19.2)完善该检查。根据临床需要,可应用检查肝脏的其他序列或注射对比剂。

MRCP 的临床应用

1.胆管囊性病变

MRCP 在评价先天性胆总管囊肿、胆管囊状扩张及 Caroli 病方面与 ERCP 具有相同效果(图 19.3)。

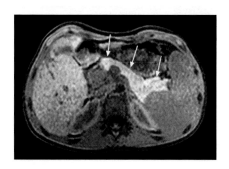

图 19.2 腹部 T1 加权 GRE 脂肪饱和图像(THRIVE)显示胰腺为均匀高信号结构(箭头)。

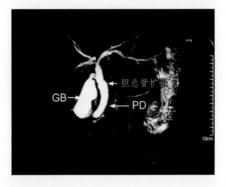

图 19.3 胆总管囊肿。胆总管及肝总管扩张。肝管汇合处及肝内胆管正常。GB,胆囊;PD,胰管。

2. 先天畸形

MRCP 对胰腺分裂症(图 19.4)的检测优于 ERCP。先天变异,如胆囊管低位汇入、胆囊管内侧汇入、囊管和肝总管并行以及右肝管缺如,均可在 MRCP 上显示。检测这些变异在避免胆囊切除术,尤其是腹腔镜胆囊切

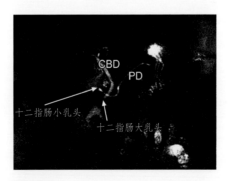

图 19.4 胰腺分裂症。主胰管汇入小乳头并横跨 CBD,而不是在大乳头处汇入 CBD。CBD,胆总管;PD,胰管。

除术后并发症方面是非常重要的。

3. 胆总管结石

胆囊切除之前准确诊断胆总管中的结石非常重要。MRCP 是一种检测这类结石的优良方法,可比拟 ERCP 并超越其他成像方法,如 USG 和 CT(图 19.5 和图 19.6)。

4. 原发性硬化性胆管炎

特点是多发不规则狭窄以及肝内外胆管囊状扩张形成的串珠样外观(图 19.7)。MRCP 有助于原发性硬化性胆管炎的诊断及随访。ERCP 会导致胆汁淤积进一步发展且不能显示邻近严重狭窄部位的胆管。

5. 术后并发症

MRCP 可有效评估手术后并发症,如良性狭窄、残

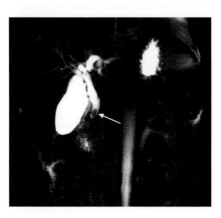

图 19.5　胆总管结石(箭头)伴邻近肝内外胆管扩张。 肝内胆管非对称性扩张(左侧较右侧显著)提示胆总管结石是先天性胆管扩张的并发症,如胆总管囊肿,而不是结石引起阻塞。

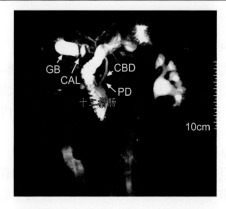

图 19.6 胆囊结石。GB,胆囊;CBD,胆总管;PD,胰管;CAL,结石。

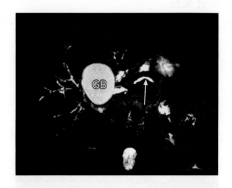

图 19.7 原发性硬化性胆管炎。3D FSE MRCP 轴位 MIP 图像显示肝内胆管呈弥漫型且形态不规则,形成"串珠样"表现。GB,胆囊;箭头,胰管。

存结石、胆漏及胆瘘,也可显示胆-肠吻合未闭(图19.8)。

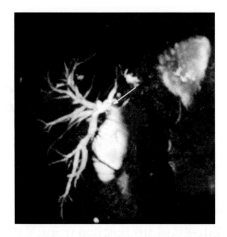

图 19.8　冠状位 MRCP 图像显示正常的胆－肠吻合（箭头）。

6. 慢性胰腺炎

慢性胰腺炎的特征是胰管扩张、狭窄或形态不规则。酒精性慢性胰腺炎表现多样，特点是侧支扩张及导管钙化。而梗阻性慢性胰腺炎表现较单一，缺乏钙化且常伴主胰管扩张。MRCP 有助于检出慢性胰腺炎及识别手术或内镜下切除病变范围。

7. 肿瘤性病变

MRCP 可显示由肿瘤，如胆管癌及胰头癌造成的梗阻邻近部位的导管。应采用 MRCP 结合脂肪饱和增强 T1 加权成像评估病变范围及扩散情况。

其他神经成像 第20章 磁共振技术

本章将讨论应用于神经影像的多项 MRI 技术,包括功能 MRI、磁敏感加权成像和脑脊液流量研究。

fMRI：功能 MRI

fMRI 是一种描绘或定位大脑特定功能区域的无创性 MR 技术。患者要求执行一个特定任务,如四指–拇指并拢,然后行 T2* 加权 EPI 序列扫描。对应活动的脑区(如感觉或运动皮层)显示信号增强。

机制：fMRI 是基于血氧水平依赖(BOLD)成像。去氧血红蛋白顺磁性,而相对于周围组织的氧合血红蛋白是抗磁性的。去氧血红蛋白的存在导致微血管内及其周围微环境变化,使 T2 或 T2* 加权成像信号下降。

对应特定任务的脑区活跃,脑血流量随之增加(图20.1)。这时的血流增加比一般的代谢需求量大,此区域的氧合血红蛋白量增加,相当于去氧血红蛋白减少,导致信号增强。

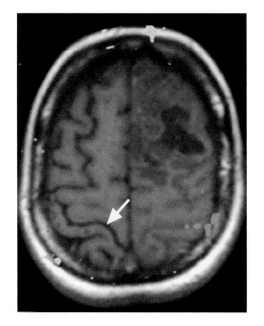

图 20.1　功能 MRI。 BOLD 图像显示手指运动对应的中央后回（运动皮层）激活的红色区域（右侧）和绿色区域（左侧）。箭头表示右侧的中央沟。患者左额叶可见一肿瘤。（见彩图）

　　fMRI 包括激发或任务刺激脑区。主动激发包括运动、语言和认知任务，被动激发包括触觉、听觉和视觉刺激。常见的活跃区域和任务包括：

　　1. 手指敲击／四指－拇指并拢对应感觉运动皮层激活；

　　2. 光闪烁对应视觉皮层；

　　3. 声音音调对应听觉皮层。

fMRI 的临床应用

除了正在进行的了解大脑功能区域和精神疾病方面的研究，fMRI 的临床应用还包括：

1. 描绘颅内肿瘤、癫痫病灶和其他病变的脑功能区，以确定手术风险和最佳手术方法；

2. 估计术后功能缺失的风险，例如，特定功能区域距被切除的肿瘤或病变超过 2cm 时，患者很少发生术后功能缺损；

3. 确定语言优势半球。

磁敏感加权成像

磁敏感加权成像（SWI）是一种利用磁敏感差异来区分组织的新技术。T2* 加权成像使用双相位和磁矩信息。像脱氧血红蛋白、含铁血黄素和铁蛋白这类顺磁性物质相对于周围实质组织能引起正相位移，然而像钙等抗磁性物质能导致左旋系统的负相位移。相位图对这种相位位移敏感，可以用来区分这些物质/组织。

在 SWI 中，MR 相位图产生相位掩模图像，并由磁矩图倍增。图像扫描结束时自动后处理，包括相位图、磁矩图和最小密度投影三种图像（图 20.2）。

SWI 已越来越多地应用于多种神经影像领域以及体部成像。相比传统 GRE 序列，SWI 对小出血灶的检出更敏感，尤其是弥漫性轴索损伤。静脉血比动脉血的 T2* 值低，因此长 TE 可用来区分颅内静脉。SWI 可以在相位图中区分钙化和出血。

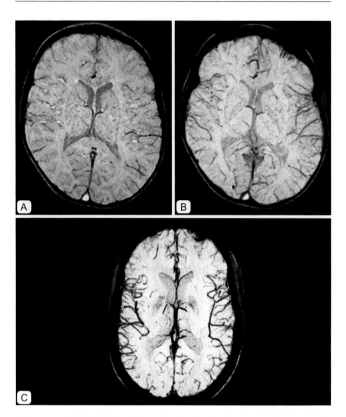

图 20.2 磁敏感加权成像。大脑磁矩(A)和 minIP(B)SWI 轴位图像。另一患者 SWI 静脉造影 /minIP 图像(C)显示黑色的血管,并能更好地显示小血管。

脑脊液流量研究

一个心动周期中 CSF 有连续往复运动。在收缩期,由于大脑两侧半球的扩张,脑脊液流动方向为从侧脑室到第三脑室再到第四脑室,即从头端流向尾端。CSF 在舒张期反向流动。这些运动在常规 MR 成像表现为中脑水管的流空效应。

脑脊液(CSF)流量研究应用相位对比方法,这一方法也用于 MR 动脉造影及静脉造影。本研究采用前瞻性或回顾性 ECG 门控,它最常见于评价中脑导水管流量。可以用两种方式评估流量:平行(沿导水管)和通过(垂直导水管)平面。检查结束时,可以获得磁矩图(显示解剖学)和相位或脑脊液流量图(提供脑脊液流量信息)(图 20.3)。这些数据也可用于计算中脑导水管冲程容积。

在脑脊液流量图中,导水管中的 CSF 在收缩期是亮的(从头向尾流动),在舒张期是暗的(反向流动)。正常导水管流量大约为 42mL,容积超过 42mL 提示高动力性流量。脑脊液流量研究的临床应用如下。

1.NPH——正常压力脑积水

NPH 在老年患者常见,常伴有痴呆、步态障碍和尿失禁的临床三联征。常规 MR 图像显示不成比例的脑室扩张和脑沟增宽。NPH 中,平均脑室压力正常(代偿性脑积水),但脉压增高数倍。这种脉压会挤压中央旁纤维如放射冠("水冲脉"),并压迫大脑皮层。NPH 患者也可见高动力性流量(增加往复运动),常规 MR 图像表现为导水管的流空效应增加。如果这个流空效应范围广泛,则有利于进行脑室分流(NPH 治疗方案)。

在 CSF 流动图上,导水管流量超过 42mL 则表明有利于脑室分流,小于 42mL 时不利于分流。因此脑脊

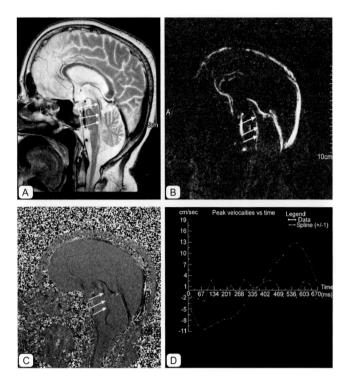

图 20.3　正常压力下的脑积水的 CSF 流动研究。大脑 T2 加权矢状位图像（A）显示中脑脑水管高动力喷射（箭头）。平行平面 CSF 流量研究的磁矩图（B）和相位图（C）显示中脑导水管流量（箭）。CSF 流量点图描绘了心动周期（D）中流量在收缩期时位于基线以下，舒张期时位于基线以上。

液流量研究可用于 NPH 的诊断及预后。

2. 分流评价

室分流术有关闭装置，只允许 CSF 单向流动。流量图中，分流信号在收缩期—舒张期分别是亮—灰—

亮—灰。若分流受阻,信号在收缩期和舒张期都将呈现
灰色。

　　分流后通过导水管的脑脊液因通过分流的低压路
径而使流动(收缩期头尾流动)反向,CSF 被小脑和第
四脑室脉络丛向上挤压。因此,如果导水管中流动正常
(如收缩期头尾流动),可能代表分流受阻。

　　3.脑脊液(CSF)流量研究有助于区分蛛网膜囊肿
和巨大枕大池。蛛网膜囊肿与周围脑脊液流动不同,不
会显示收缩期和舒张期的 CSF 流动。

多种体部磁共振 第**21**章 成像技术

本章将概述一些新兴并具有前景的体部 MR 成像新技术，包括 MR 肠道造影、MR 尿路造影、铁过载成像、MR 弹性成像和 MR 关节成像。

磁共振肠道造影

磁共振肠道造影（MRE）是一种评价肠道的新技术，它正迅速取代钡剂研究。

原理：由于蠕动的运动伪影和肠腔内气体的磁敏感性伪影，使肠壁难以观察，因此一直到近期 MR 难以用于评估肠道。如单次激发 FSE 和平衡 –SSFP 序列等更快的序列，以及减弱肠道蠕动药物的应用，可抵消运动并增加较薄肠壁的可视性。通过口服对比剂扩张肠管有助于消除肠腔内气体而且能更好地显示肠壁。

技术：扫描前 45~60 分钟患者口服 20mL/kg 对比剂。口服对比剂包括混合液（山梨醇、天然树胶、二甲硅油和硫酸盐）、聚乙二醇、3% 纯山梨醇以及一些调味剂。减弱蠕动的药物在对比剂开始注射时及注射过程中经静脉注射,药物包括 0.3mg/kg 的丁溴东莨菪碱(东莨菪碱)或者 0.25~0.5mg 的胰高血糖素。

在注射对比剂前,应用单次激发 FSE 和平衡 -SSFP 序列进行轴位及冠状位扫描。钆对比剂注射后应用 T1 加权 3D GRE 序列(VIBE/THRIVE/LAVA)获得轴位及冠状位图像。弥散加权成像可以用于观察肠壁炎症、淋巴结和脓肿。

临床应用:MRE 可以用来评估任何肠道病变,主要用于炎症性肠病(IBD)评估小肠受累情况(图 21.1)。它可显示许多 IBD 钡剂检查未发现的肠外表现。

MR 尿路造影

原理:可以用两种方式评估尿路。在集合系统中采用长 TE 的 T2 加权成像和排泄对比剂的 T1 加权成像。T2 加权成像有助于观察已扩张的系统,可以通过静脉水化和注射利尿剂提高正常收集系统的观察效果。对于未扩张的集合系统,可以应用排泄静脉注射的对比剂,但前提是肾脏具有功能。完整 MRU 通常联合 T1 和 T2 加权成像,并用动态增强成像进行评价。

技术:患者于扫描前 30 分钟开始静脉注射乳酸林格液(10mL/kg)。钆剂注射前大约 15 分钟静脉注射呋塞米(1mg/kg)。在这 15 分钟内行常规 T1 和 T2 加权成像扫描显示肾脏和膀胱,随之应用 3D MRU(长 T2 加权 3D FSE 和 3D MRCP)进行肾脏、输尿管和膀胱成像。然后,动态静脉注射常规剂量的钆剂,并同时进行多组斜冠状位(沿肾脏和输尿管的长轴)T1 加权 3D GRE 序列(VIBE/THRIVE/LAVA)扫描,直到远端输尿管和膀胱完全显影。

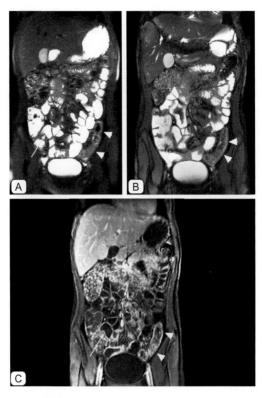

图 21.1　克罗恩病的 MR 肠道造影。冠状位单次激发(A)、平衡 TFE(B)和钆剂注入后 T1 加权 3D GRE THRIVE(C)图像显示肠壁增厚。箭头,末端回肠;三角箭头,降结肠炎症。

后处理：3D MRU 系统和增强 T1 加权成像可以应用多种方法如 MIP、MPR 和 VRT 进行多平面重建。以使用在互联网上免费获得的多种功能评价软件对增强图像进行处理，功能信息包括分侧肾功能、肾脏通过时间、排泄时间和双肾对称性。

临床应用：完整的 MRU 系统可以一站式评价包括先天性（图 21.2）、阻塞性和肿瘤性的各种尿路异常。

铁过载成像

原理：组织中铁蛋白和含铁血黄素的存在导致横向磁化的快速衰减和组织信号缺失。组织信号缺失程度和铁浓度成正比并随 TE 的增加而增大。

技术：随着 TE 的延长，含铁组织暗的程度增加。这可通过两种方式量化。对比靶器官和不受铁影响的组织的信号强度（信号强度比），如肌肉，或者确定 T2 衰减模式或 T2* 弛豫率（弛豫时间）。这两种方法均可应用于 TE 延长时的自旋回波或者梯度回波序列中。梯度回波序列较快且对低铁含量较敏感，但具有较多的磁敏感伪影。

临床应用：铁过载可由长期输血治疗、吸收铁的疾病，如遗传性血色素沉着症和血红素代谢缺陷引起。铁对组织有毒，会导致多种器官的功能障碍，如肝脏、心脏和内分泌器官。MR 成像可用于检测和量化不同器官最初的铁沉积，监测疗效并决定对应的铁剂治疗方案（图 21.3）。MR 定量分析铁过载近年已经完全代替了肝脏活检。

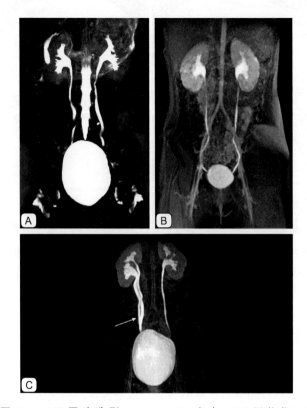

图 21.2　MR 尿路造影。3D MRU（T2 加权 FSE）冠状位 MIP 图像（**A**）和注射钆剂后的动态 MRU（**B**）显示正常的集合系统。另一患者注射对比剂后 T1 加权 MRU 的 MIP 图像（**C**）显示右侧双集合系统，并有两条输尿管（箭头）。

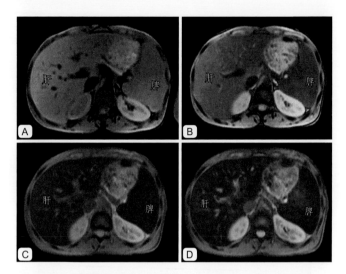

图 21.3　铁过载图。腹部 T2* 加权成像（A-D）显示随着 TE 延长，肝、脾进行性变暗，提示该地中海贫血患者多次输血治疗后铁过载。

磁共振弹性成像

　　这是用来测量器官硬度的一项新技术，特别是肝脏。预设频率的机械波发射设备放置在肝脏上方，利用梯度回波序列对穿过肝脏的波的传播进行成像。组织硬度增加，机械波速度和波长也会增加，并获得颜色编码定量硬度图（弹性图）。肝脏硬度随肝纤维化程度的增加而增加。MR 弹性成像可间接用于肝纤维化的评估和分期。这种方法刚刚起步，但初步取得的结果令人鼓舞。

磁共振关节造影

原理：MR 关节造影涉及 MR 关节成像中关节间隙的被动扩张。关节间隙被动扩张更利于观察关节唇、关节囊和各种韧带。

技术：在透视引导下在关节间隙内注射混合液。混合液由 0.1mL 钆剂（用于 MR 成像对比）、2mL 水溶性碘化造影剂（用于透视下观察关节间隙）和 20mL 生理盐水组成。关节 MR 成像应采用常规序列在注射后 45 分钟内完成。

适应证

1. 复发性肩关节脱位。MR 肩关节造影可以观察盂唇、盂肱韧带和肩袖的具体细节（图 21.4）。复发性脱位在 MR 造影可显示前下唇分离（Bankart 病）、APLSA（前唇骨膜撕裂）、GLOM（盂唇卵圆形肿物）和

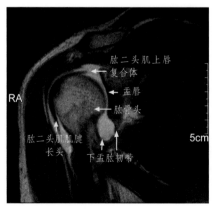

图 21.4　MR 肩关节造影。显示正常结构。

SLAP（上唇前后位）。

2.髋关节造影用来评估关节盂唇。髋部常规3T MRI成像对关节唇异常的诊断准确性较高,因此造影很少应用。

索　引

233

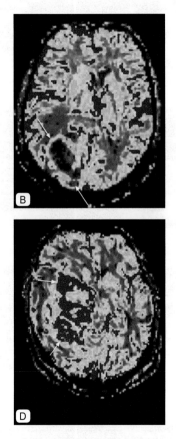

图 11.4B、D

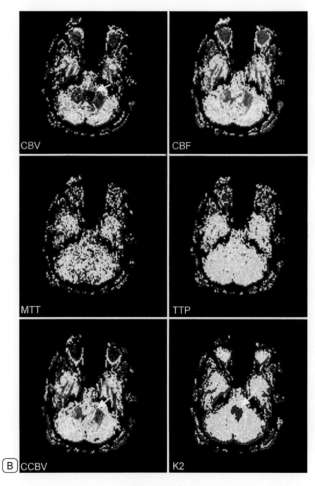

图 16.1B

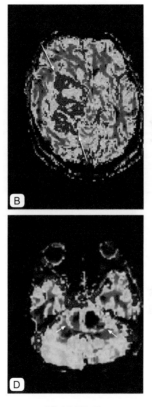

图 16.3B、D

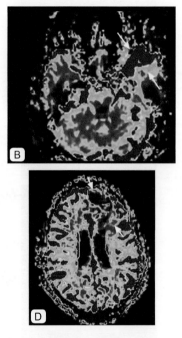

图 16.4B、D

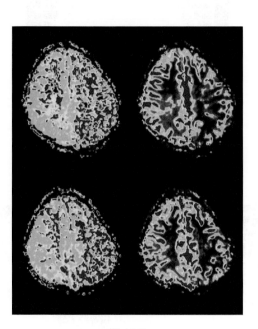

图 16.5

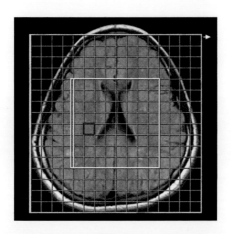

图 17.1

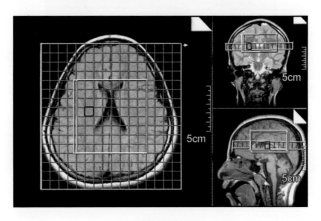

图 17.2

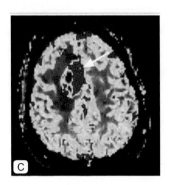

图 17.6C

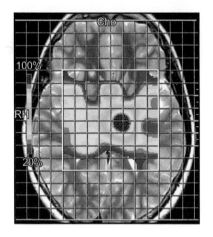

图 17.7

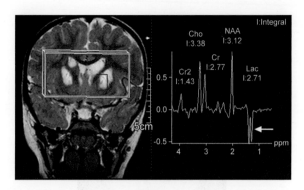

图 17.9

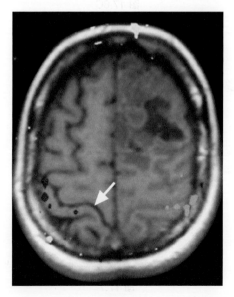

图 20.1